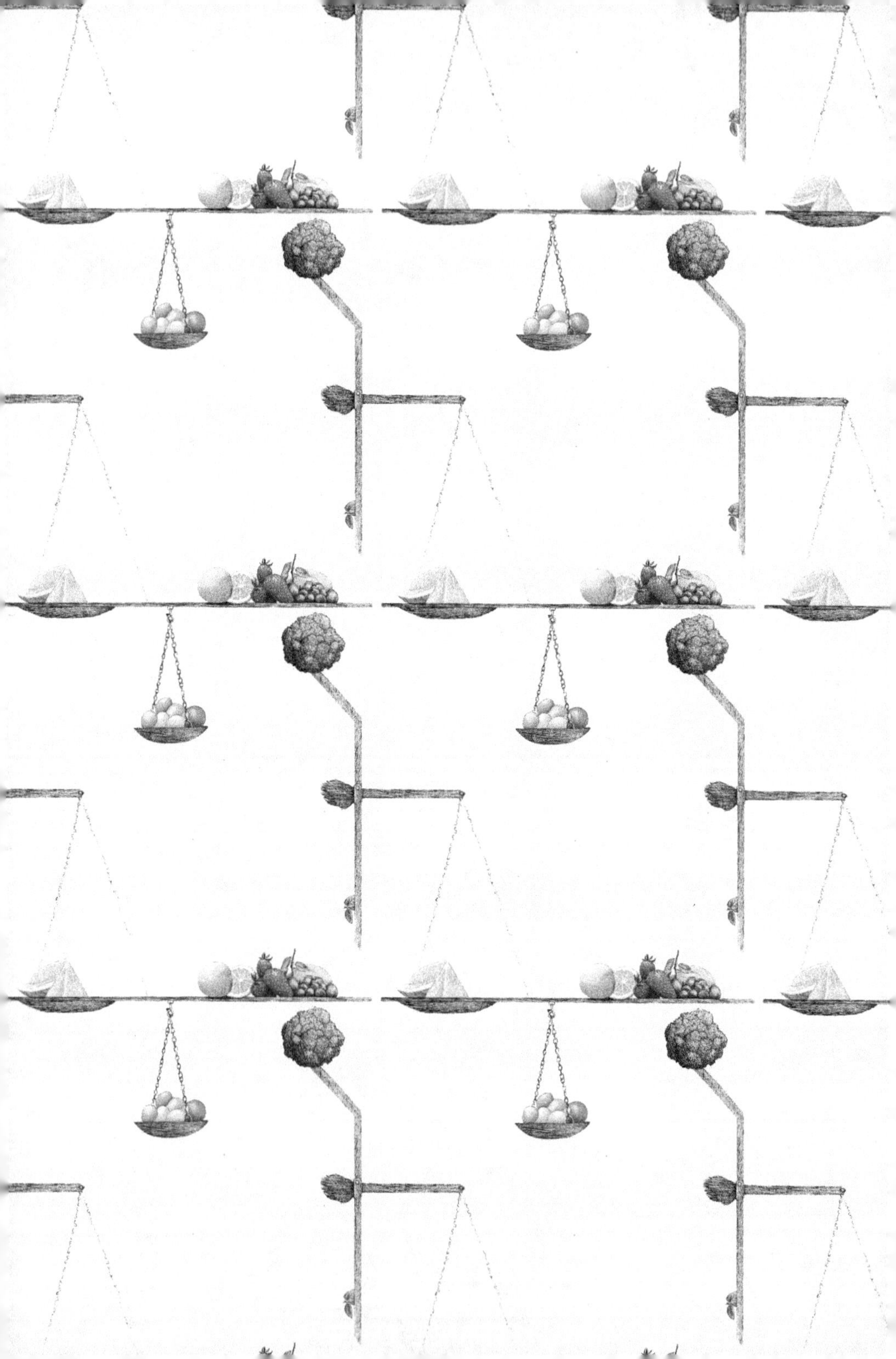

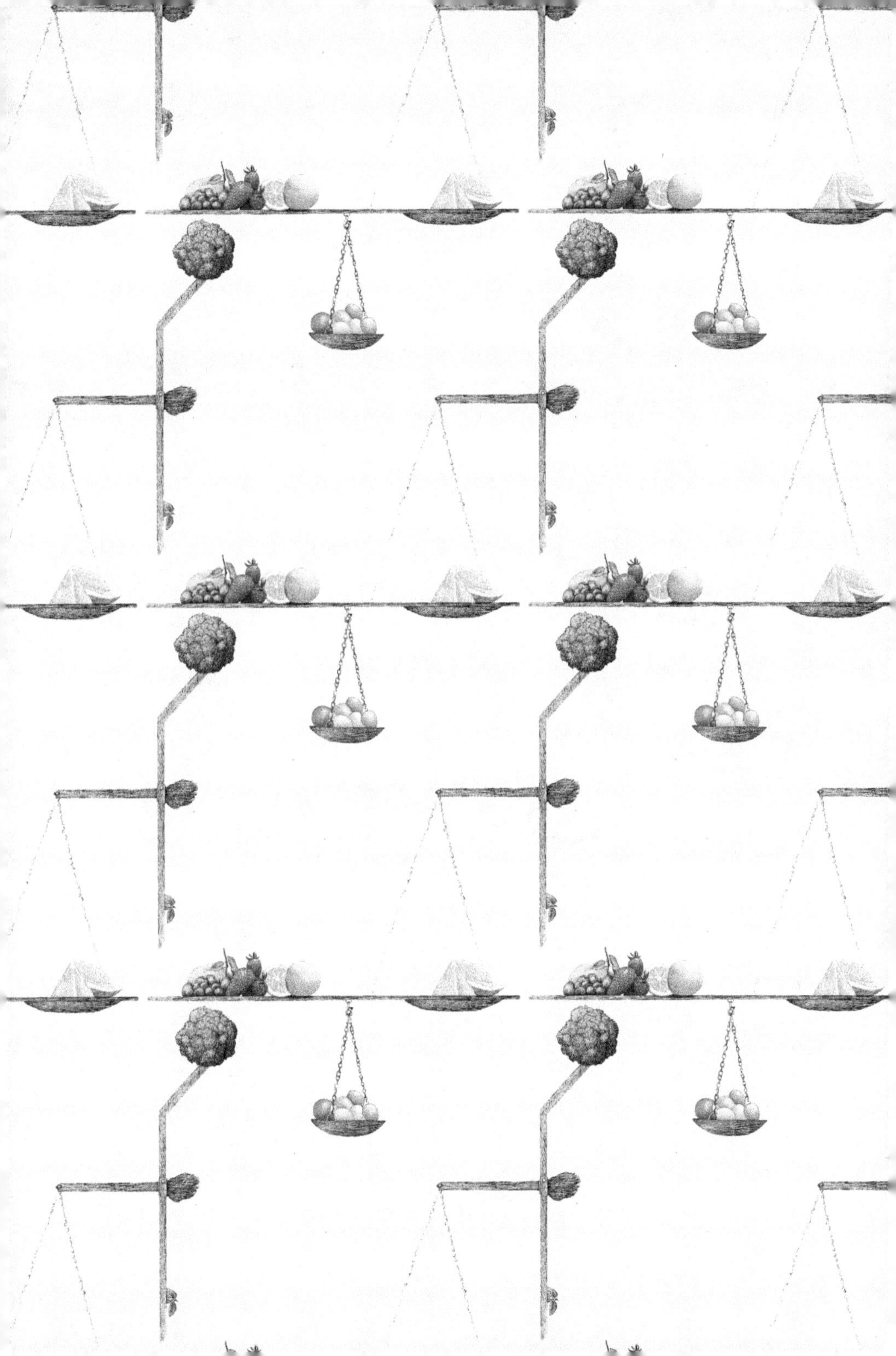

Impressum

Saage Media GmbH
c/o SpinLab – The HHL Accelerator
Spinnereistraße 7
04179 Leipzig, Germany
E-Mail: contact@SaageMedia.com
Commercial Register: Local Court Leipzig, HRB 42755 (Handelsregister: Amtsgericht Leipzig, HRB 42755)
Managing Director: Rico Saage (Geschäftsführer)
VAT ID Number: DE369527893 (USt-IdNr.)

SaageBooks.com/de/imprint
Publisher: Saage Media GmbH
Veröffentlichung: 06.2025
Umschlagsgestaltung: Saage Media GmbH
ISBN-Softcover (de): 978-3-69141-183-6
ISBN-Ebook (de): 978-3-69141-182-9

Rechtliches / Hinweise

Die in diesem Buch aufgeführten externen Links und Quellenverweise wurden zum Zeitpunkt der Buchveröffentlichung geprüft. Auf die aktuellen und zukünftigen Gestaltungen und Inhalte der verlinkten Seiten hat der Autor keinen Einfluss. Für illegale, fehlerhafte oder unvollständige Inhalte sowie für Schäden, die durch die Nutzung oder Nichtnutzung der Informationen entstehen, haftet allein der Anbieter der verlinkten Website, nicht derjenige, der über Links auf die jeweilige Veröffentlichung verweist. Alle verwendeten externen Quellen sind im Literaturverzeichnis aufgeführt. Trotz sorgfältiger inhaltlicher Kontrolle übernehmen wir keine Haftung für die Inhalte externer Quellen. Für den Inhalt der zitierten Quellen sind ausschließlich deren Betreiber verantwortlich. Bilder und Quellen Dritter sind als solche gekennzeichnet. Die Vervielfältigung, Bearbeitung, Verbreitung und jede Art der Verwertung außerhalb der Grenzen des Urheberrechtes bedürfen der schriftlichen Zustimmung des jeweiligen Autors bzw. Erstellers.

Die Daten in den Diagrammen, die nicht explizit mit einer Quelle gekennzeichnet sind, basieren nicht auf Studien, sondern sind unverbindliche Annahmen zur besseren Visualisierung.
Dieses Buch wurde unter Verwendung von Künstlicher Intelligenz (KI) und anderen Tools erstellt. Unter anderem wurden Tools für die Recherche, das Schreiben/Lektorieren und die Generierung der dekorativen Illustrationen eingesetzt. Trotz Kontrolle können Fehler nicht vollständig ausgeschlossen werden. Wir möchten betonen, dass der Einsatz von KI als unterstützendes Werkzeug dient, um unseren Lesern ein qualitativ hochwertiges und inspirierendes Leseerlebnis zu bieten.
Die in diesem Buch enthaltenen Verweise beziehen sich auf Online-Quellen, die sorgfältig recherchiert wurden. Die Wiedergabe der Informationen erfolgt stets sinngemäß (paraphrasierend); auf wörtliche Zitate wird verzichtet. Die Interpretation und Darstellung der wiedergegebenen Inhalte spiegelt die Auffassung des Autors wider und muss nicht zwangsläufig mit der Intention oder Meinung der ursprünglichen Autoren übereinstimmen. Bei der sinngemäßen Wiedergabe werden die Kernaussagen der Originalquellen nach bestem Wissen und Gewissen in den Kontext dieses Werkes eingebettet. Dabei kommen zwei Vorgehensweisen zur Anwendung: Sinngemäße Wiedergabe: Kernaussagen werden direkt paraphrasiert und in den thematischen Zusammenhang des Buches gestellt. Übertragung und Anwendung: Erkenntnisse aus einer Quelle, die ursprünglich einem anderen Fachgebiet oder Kontext entstammt, werden auf das spezifische Thema dieses Buches übertragen und angewendet. In beiden Fällen können durch die Übertragung, Vereinfachung und kontextuelle Einbettung die ursprünglichen Formulierungen und Bedeutungsnuancen von den Originalquellen abweichen. Die Verantwortung für die Interpretation und die spezifische Anwendung im Rahmen dieses Buches liegt beim Autor. Alle verwendeten Online-Quellen sind in der Quellenliste am Ende des Buches aufgeführt. Es wird empfohlen, die Originalquellen für Detailinformationen zu konsultieren, wobei die dauerhafte Verfügbarkeit von Online-Inhalten nicht garantiert werden kann. Der Autor hat sich bemüht, komplexe Sachverhalte allgemeinverständlich

Cupido A.I. Saage

Übersäuerung bekämpfen: Basische Ernährung und Entsäuerung des Körpers für ein gesundes Säure-Basen-Gleichgewicht

Wie Sie durch gezielte Maßnahmen krank durch Übersäuerung vermeiden, Faszien und Übersäuerung behandeln und Rheuma und Arthrose loswerden können

63 Quellen
42 Diagramme
65 Bilder
9 Illustrationen

Inhaltsverzeichnis

Einleitung 1

1. Grundlagen der Übersäuerung im Körper 5

- 1.1 Physiologie des Säure-Basen-Haushalts 6
  - *Regulationsmechanismen im Körper* 7
  - *Bedeutung des pH-Werts für die Gesundheit* 11
  - *Puffersysteme und ihre Funktion* 16
- 1.2 Ursachen der Übersäuerung 20
  - *Ernährungsbedingte Faktoren* 21
  - *Stress und psychische Belastungen* 24
  - *Umwelteinflüsse und Toxine* 27
- 1.3 Symptome und Folgen einer Übersäuerung 31
  - *Frühe Anzeichen erkennen* 32
  - *Langzeitfolgen für den Organismus* 36

2. Diagnostik und Selbsttest 43

- 2.1 Messmethoden zur Bestimmung des Säure-Basen-Haushalts 44
  - *Urinanalyse zur Säurebestimmung* 45
  - *Blutgasanalyse und ihre Aussagekraft* 49
  - *Speicheltest als Indikator* 52
- 2.2 Selbstbeobachtung und Körpersignale 56
  - *Hautbild und Gewebezustand als Indikatoren* 57
  - *Verdauungssymptome richtig deuten* 61
  - *Energieniveau und Leistungsfähigkeit bewerten* 64
- 2.3 Professionelle Diagnostik 69
  - *Ganzheitliche Untersuchungsverfahren* 70
  - *Zusammenarbeit mit Heilpraktikern und Ärzten* 75

3. Entsäuerung des Körpers durch Ernährung 81

- 3.1 Grundprinzipien basischer Ernährung 82
  - *Säurebildende und basenbildende Lebensmittel* 83
  - *Optimales Verhältnis von Säuren und Basen* 86
  - *Mahlzeitengestaltung nach dem Säure-Basen-Prinzip* 89
- 3.2 Basische Lebensmittel im Fokus 93
  - *Gemüsesorten mit hohem Basenpotential* 94
  - *Früchte und ihre entsäuernde Wirkung* 99
  - *Kräuter und Gewürze zur Unterstützung des Säure-Basen-Haushalts* 102
- 3.3 Praxisorientierte Ernährungsumstellung 108
  - *Wochenplan für basische Ernährung* 109
  - *Basische Rezepte für den Alltag* 113
  - *Schrittweise Umstellung der Ernährungsgewohnheiten* 116

4. Bewegung und Körperpflege zur Entsäuerung 123

- 4.1 Bewegungsformen zur Unterstützung der Entsäuerung 124
  - *Ausdauertraining zur Säureausleitung* 125
  - *Gezielte Übungen für den Lymphfluss* 130
  - *Faszien und Übersäuerung - Zusammenhänge und Lösungen* 134
- 4.2 Atemtechniken und Entspannungsmethoden 138
  - *Tiefes Atmen zur Kohlendioxidabgabe* 139
  - *Entspannungsübungen gegen stressbedingte Übersäuerung* 143
  - *Meditation zur Unterstützung des Säure-Basen-Gleichgewichts* 146
- 4.3 Äußere Anwendungen zur Entsäuerung 150
  - *Basische Bäder und Wickel* 151
  - *Bürstenmassagen zur Unterstützung der Ausleitung* 155
  - *Sauna und Wärmeanwendungen für den Stoffwechsel* 158

5. Spezifische Gesundheitsprobleme und Entsäuerungsstrategien 165

- 5.1 Gelenkbeschwerden und Übersäuerung 166
  - *Rheuma und Arthrose loswerden durch Entsäuerung* 167
  - *Gelenkschmerzen natürlich lindern* 171
  - *Beweglichkeit durch basische Lebensweise verbessern* 175
- 5.2 Hautprobleme und Säure-Basen-Haushalt 179
  - *Basische Hautpflege im Alltag* 180
  - *Regeneration der Haut durch Entsäuerung* 183
- 5.3 Verdauungsbeschwerden und Entsäuerung 187
  - *Sodbrennen und Übersäuerung des Magens* 188
  - *Darmgesundheit durch basische Ernährung fördern* 192
  - *Leber und Nieren bei der Entsäuerung unterstützen* 196

Quellen 204

Bild-Quellen 215

Liebe Leserinnen, liebe Leser,

von Herzen danken wir Ihnen, dass Sie sich für dieses Buch entschieden haben. Mit Ihrer Wahl haben Sie uns nicht nur Ihr Vertrauen geschenkt, sondern auch einen Teil Ihrer wertvollen Zeit. Das wissen wir sehr zu schätzen.

Chronische Übersäuerung ist ein unterschätzter Faktor bei zahlreichen Gesundheitsproblemen - von Müdigkeit und Hautproblemen bis hin zu Rheuma und Arthrose. Dieses Fachbuch beleuchtet die komplexen Zusammenhänge zwischen unserem modernen Lebensstil und dem gestörten Säure-Basen-Haushalt im Körper. Es zeigt auf, wie Ernährung, Stress und Umweltfaktoren zur Übersäuerung beitragen und welche Folgen dies für unsere Gesundheit hat. Mit fundierten Erkenntnissen zur Physiologie des pH-Werts und praktischen Selbsttests lernen Sie, Ihren eigenen Säure-Basen-Haushalt zu verstehen. Das Buch bietet konkrete Strategien zur Entsäuerung durch basische Ernährung, gezielte Bewegung und spezielle Anwendungen - besonders wertvoll für Menschen mit Gelenkbeschwerden, Hautproblemen oder Verdauungsstörungen. Die vorgestellten Methoden helfen, das körpereigene Puffersystem zu entlasten und die Faszien zu regenerieren, was zu mehr Vitalität und Wohlbefinden führt. Entdecken Sie jetzt, wie Sie durch gezielte Entsäuerung Ihre Gesundheit nachhaltig verbessern und Beschwerden wie Rheuma und Arthrose effektiv begegnen können.

Dieser Ratgeber bietet Ihnen verständlich aufbereitete und praxisnahe Informationen zu einem komplexen Thema. Dank selbst entwickelter digitaler Tools, die auch neuronale Netze nutzen, konnten wir umfangreiche Recherchen durchführen. Die Inhalte wurden optimal strukturiert und bis zur finalen Fassung ausgestaltet, um Ihnen einen fundierten und leicht zugänglichen Überblick zu ermöglichen. Das Ergebnis: Sie erhalten einen umfassenden Einblick und profitieren von klaren Erklärungen und anschaulichen Beispielen. Auch die visuelle Gestaltung wurde durch diese fortschrittliche Methode optimiert, damit Sie die Informationen schnell erfassen und nutzen können.

Wir bemühen uns um höchste Genauigkeit, sind aber für jeden Hinweis auf mögliche Fehler dankbar. Besuchen Sie unsere Website, um die aktuellsten Korrekturen und Ergänzungen zu diesem Buch zu finden. Diese werden auch in zukünftigen Auflagen berücksichtigt.

Wir hoffen, Sie haben viel Freude beim Lesen und entdecken Neues! Sollten Sie Anregungen, Kritik oder Fragen haben, freuen wir uns über Ihre Rückmeldung. Nur durch den aktiven Austausch mit Ihnen, den Lesern, können zukünftige Auflagen und Werke noch besser werden. Bleiben Sie neugierig!

Cupido A.I. Saage

Saage Media GmbH - Team

- www.SaageBooks.com/de/contact/
- support@saagemedia.com
- Spinnereistraße 7 - c/o SpinLab – The HHL Accelerator, 04179 Leipzig, Germany

Schnell zum Wissen

Für ein optimales Leseerlebnis möchten wir Sie mit den wichtigsten Merkmalen dieses Buches vertraut machen:

- **Modularer Aufbau:** Jedes Kapitel ist in sich abgeschlossen und kann unabhängig von den anderen gelesen werden.
- **Fundierte Recherche:** Alle Kapitel basieren auf gründlicher Recherche und sind mit wissenschaftlichen Quellenangaben belegt. Die in den Diagrammen dargestellten Daten dienen der besseren Visualisierung und beruhen auf Annahmen, nicht auf den in den Quellen angegebenen Daten. Eine umfassende Liste der Quellen und Bildnachweise befindet sich im Anhang.
- **Verständliche Terminologie:** Unterstrichene Fachbegriffe werden im Glossar erläutert.
- **Kapitelzusammenfassungen:** Am Ende jedes Kapitels finden Sie prägnante Zusammenfassungen, die Ihnen einen Überblick über die wichtigsten Punkte geben.
- **Konkrete Handlungsempfehlungen:** Jedes Subkapitel schließt mit einer Liste konkreter Ratschläge ab, die Ihnen helfen sollen, das Gelernte in die Praxis umzusetzen.

Zusätzliche Bonus-Materialien auf unserer Website

Auf unserer Website planen wir Ihnen folgende exklusive Materialien zur Verfügung zu stellen:

- Bonusinhalte und zusätzliche Kapitel
- Eine kompakte Gesamtzusammenfassung
- Eine Hörspiel Version. (In Planung)

Die Website befindet sich derzeit noch im Aufbau.

www.SaageBooks.com/de/
uebersaeuerung_bekaempfen-bonus-N68DB9

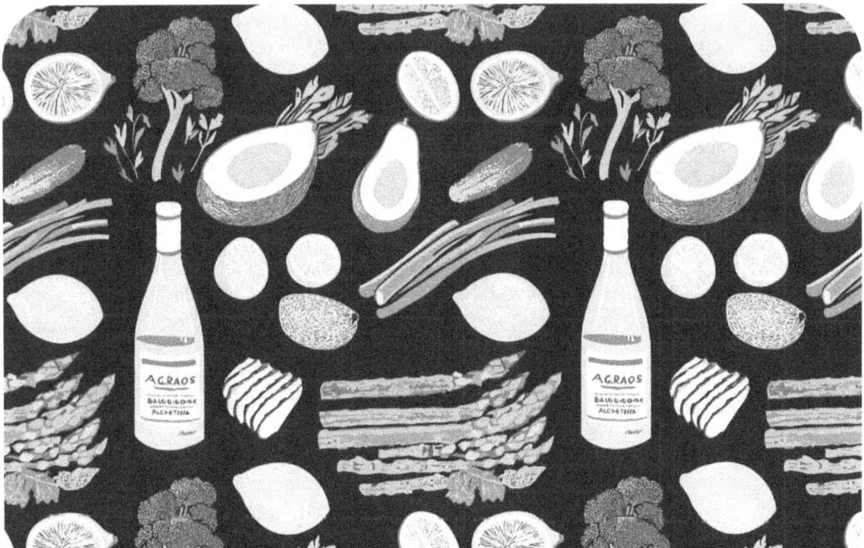

1. Grundlagen der Übersäuerung im Körper

Haben Sie sich jemals gefragt, warum Ihr Körper trotz gesunder Ernährung mit Müdigkeit, Hautproblemen oder wiederkehrenden Infekten reagiert? Der menschliche Organismus funktioniert optimal in einem präzise regulierten biochemischen Gleichgewicht, das durch moderne Lebensgewohnheiten und Umweltfaktoren zunehmend aus der Balance gerät. Die feinen Regulationsmechanismen zwischen Säuren und Basen beeinflussen nahezu alle Stoffwechselprozesse und können bei Störungen weitreichende Auswirkungen auf unsere Gesundheit haben. In diesem Kapitel entschlüsseln wir die verborgenen Zusammenhänge zwischen unserem Lebensstil und dem empfindlichen Gleichgewicht, das über Vitalität oder chronisches Unwohlsein entscheiden kann.

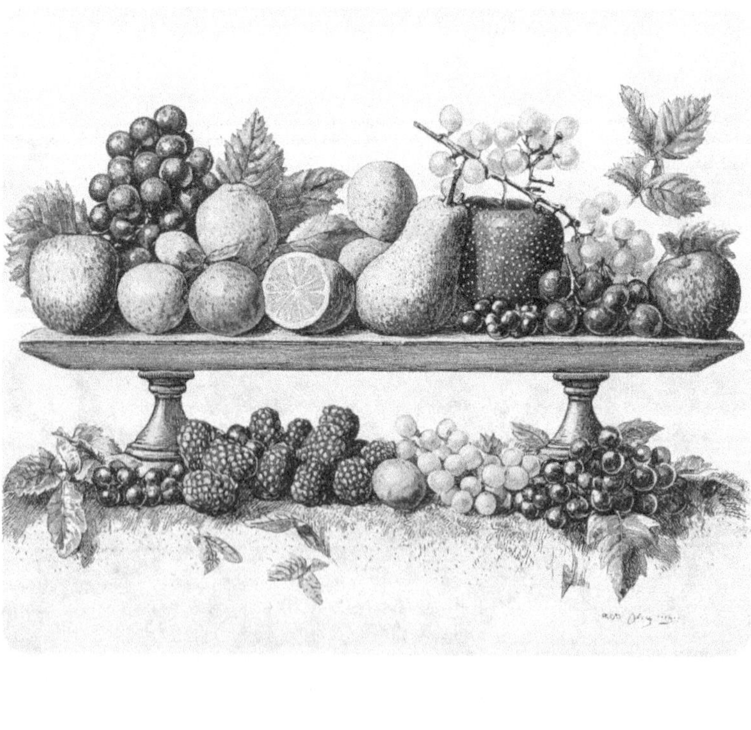

1. 1 Physiologie des Säure-Basen-Haushalts

Ein stabiler Säure-Basen-Haushalt ist essentiell für unsere Gesundheit. Der Körper reguliert das Verhältnis von Säuren und Basen präzise, um einen optimalen pH-Wert aufrechtzuerhalten. Schon geringe Abweichungen können jedoch Zellfunktionen, Stoffwechselprozesse und sogar das Immunsystem beeinträchtigen. Von der Atmung über die Nierenfunktion bis hin zur Knochengesundheit – zahlreiche Körperfunktionen hängen direkt vom pH-Wert ab. Ein Ungleichgewicht kann zu verschiedenen Problemen führen, deren Ursachen und Auswirkungen wir in diesem Kapitel genauer betrachten. Verstehen Sie die komplexen Zusammenhänge der körpereigenen pH-Regulation und legen Sie damit den Grundstein für ein gesundes Säure-Basen-Gleichgewicht.

Der Körper reguliert den pH-Wert sowohl über zelluläre Transporter, die den Säuregehalt in den Zellen steuern, als auch über Puffersysteme im Blut und den Nieren, die Säure ausscheiden und Bikarbonat regulieren.

Regulationsmechanismen im Körper

Der Körper verfügt über ausgeklügelte Mechanismen, um den Säure-Basen-Haushalt, also das Verhältnis von Säuren und Basen, konstant zu halten. Ein stabiler pH-Wert – ein Maß für den Säuregrad bzw. Basengrad von Lösungen – ist für die Zellfunktion unerlässlich. [s1] Zellen transportieren aktiv Wasserstoffionen (H+), die den Säuregrad bestimmen, durch spezialisierte Transportproteine in der Zellmembran. [s1] Diese Proteine agieren wie Schleusen, die den H+-Fluss kontrollieren und so den intrazellulären pH-Wert (pHi) regulieren. Der Ionisierungszustand von Proteinen innerhalb der Zelle, also ob sie positiv oder negativ geladen sind, wird direkt vom pH-Wert beeinflusst und verändert damit deren Funktion. [s1] Schon geringe pH-Schwankungen können die Aktivität dieser Proteine und damit wichtige Stoffwechselprozesse beeinflussen.

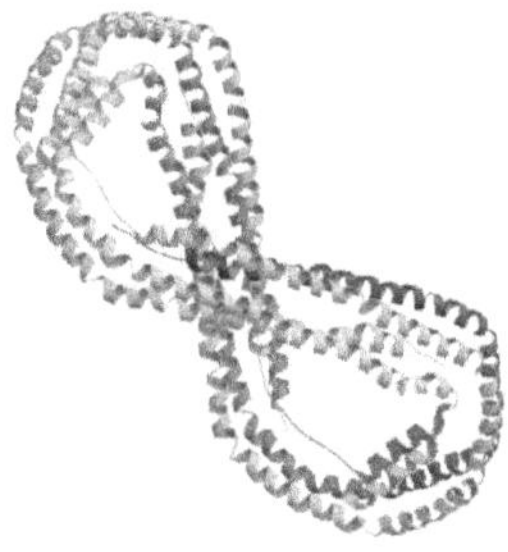

Transportprotein [i1]

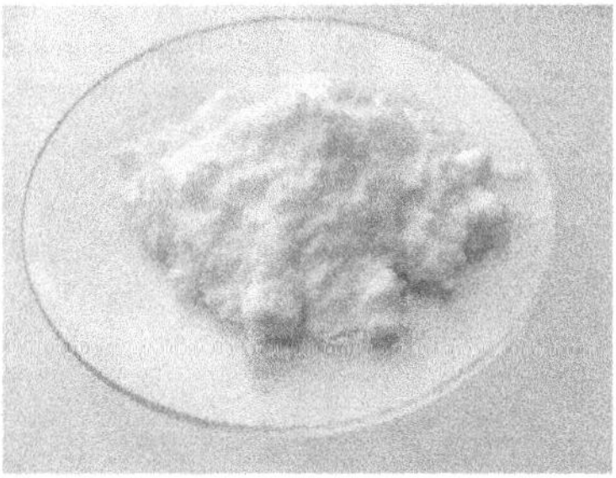

Bikarbonat [i2]

Um den pHi stabil zu halten, nutzt der Körper verschiedene Strategien. Säure-Extrusions-Transporter befördern aktiv H+ aus der Zelle heraus, während Säure-Ladungs-Transporter andere Ionen, etwa Bikarbonat (HCO_3^-), im Austausch gegen H+ transportieren. [s1] Diese Mechanismen arbeiten zusammen, um pH-Veränderungen abzufangen und den pHi in einem engen optimalen Bereich zu halten. Äußere Faktoren wie der Säuregehalt des Blutes oder Sauerstoffmangel beeinflussen die Aktivität dieser Transporter und können so die Regulation des pHi erschweren. [s1] Atmen Sie etwa bei Anstrengung schneller und tiefer, so atmen Sie vermehrt Kohlendioxid (CO_2) aus. Da CO_2 im Körper mit Wasser zu Kohlensäure reagiert, die wiederum den pH-Wert senkt, trägt die verstärkte Atmung zur pH-Regulation bei.

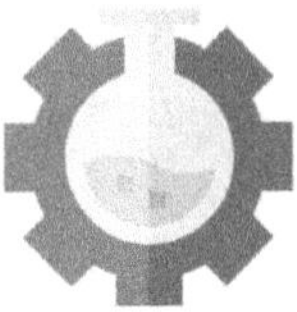

Die Regulation des pHi ist besonders wichtig für Zellwachstum und -teilung, vor allem in Geweben mit hohem Stoffwechselumsatz. [s1] Ein ausgeglichener Säure-Basen-Haushalt ist somit die Grundlage für gesunde Zellfunktionen.

Gut zu wissen

Intrazellulärer pH-Wert (pHi)

Der intrazelluläre pH-Wert (pHi) bezeichnet den pH-Wert innerhalb der Zelle. Ein stabiler pHi ist entscheidend für die Funktion der Zellbestandteile und Stoffwechselprozesse.

Ionisierungszustand

Der Ionisierungszustand beschreibt, ob ein Molekül oder Atom eine elektrische Ladung trägt. Proteine können je nach pH-Wert positiv oder negativ geladen sein, was ihre Form und Funktion beeinflusst.

Säure-Extrusions-Transporter

Säure-Extrusions-Transporter sind Proteine in der Zellmembran, die aktiv Wasserstoffionen (H+) aus der Zelle pumpen, um den intrazellulären pH-Wert zu regulieren und einem sauren Milieu entgegenzuwirken.

Säure-Ladungs-Transporter

Säure-Ladungs-Transporter transportieren Ionen wie Bikarbonat (HCO3-) im Austausch gegen Wasserstoffionen (H+). Dies hilft, den pH-Wert in der Zelle zu stabilisieren und einen optimalen Wert aufrechtzuerhalten.

Wasserstoffionen

Wasserstoffionen (H+) sind positiv geladene Teilchen, die den Säuregrad einer Lösung bestimmen. Je höher die Konzentration von H+, desto saurer ist die Lösung und desto niedriger ist der pH-Wert.

Blut-pH-Regulation

Auswirkung der Regulationsmechanismen auf den Blut-pH-Wert nach einer sauren Belastung.

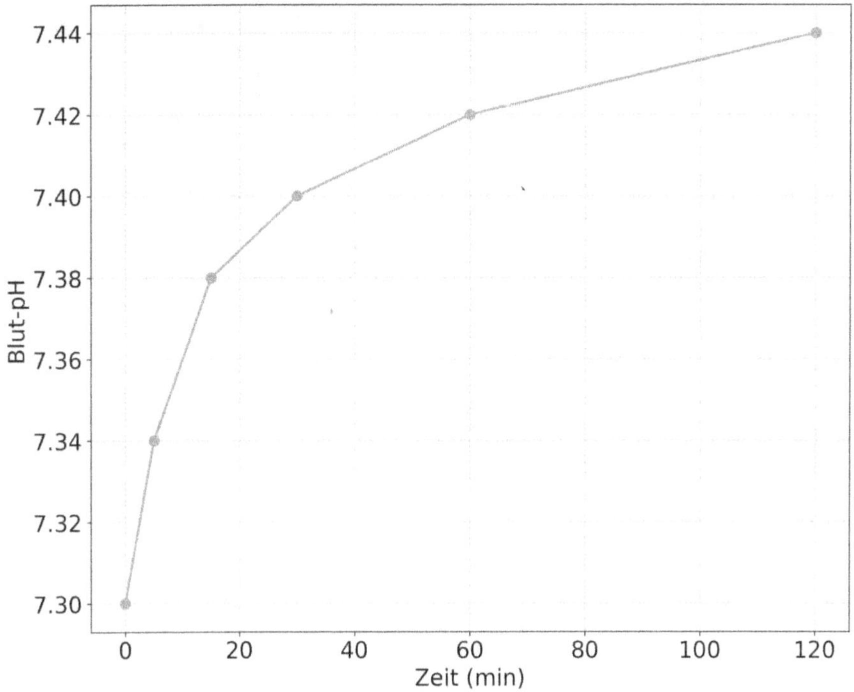

Das Diagramm zeigt die Fähigkeit des Körpers, den Blut-pH-Wert nach einem anfänglichen Abfall, der durch eine saure Belastung verursacht wurde, wieder in seinen normalen Bereich (7,35-7,45) zu bringen. Der schnelle anfängliche Anstieg deutet darauf hin, dass die Puffersysteme (Bikarbonat, Proteine usw.) schnell aktiviert werden. Der langsamere nachfolgende Anstieg stellt wahrscheinlich die respiratorische Kompensation (erhöhte CO2-Eliminierung) und schließlich die renale Kompensation (Ausscheidung von H+-Ionen und Resorption von Bikarbonat) dar.

Bedeutung des pH-Werts für die Gesundheit

Der pH-Wert beeinflusst zahlreiche Körperfunktionen. Im Blut liegt der optimale Wert bei etwa 7,4. [s2] Schon geringe Abweichungen können negative Folgen haben. So kann eine Übersäuerung, die metabolische Azidose, unter anderem die Nierenfunktion beeinträchtigen. [s2] Ein erhöhter Säuregehalt im Blut, wie er durch eine proteinreiche Ernährung entstehen kann, wirkt sich auch auf die Knochengesundheit aus. Ohne ausreichenden Ausgleich durch basische Lebensmittel kann dies zu einer Verringerung der Knochendichte führen. [s2] Umgekehrt kann die Korrektur einer Azidose den Abbau von Muskelmasse verhindern, was besonders bei chronischen Krankheiten relevant ist. [s2] Die Bedeutung des pH-Wertes zeigt sich auch in der Immunabwehr. Innerhalb von Tumoren herrscht oft ein saures Milieu, das die Aktivität von Immunzellen wie T-Zellen, Neutrophilen und Makrophagen hemmt. [s3] Diese saure Umgebung kann die Immunzellen in einen inaktiven Zustand versetzen und so die körpereigene Tumorbekämpfung behindern. [s3] Die Neutralisierung des sauren Milieus im Tumorgewebe könnte daher die Wirksamkeit von Immuntherapien verbessern. [s3] Neben der Ernährung und der Immunfunktion beeinflusst der pH-Wert auch das Knochenwachstum. Niedrigere pH-Werte aktivieren Zellen, die für den Knochenabbau zuständig sind (Osteoklasten), während Zellen für den Knochenaufbau (Osteoblasten)

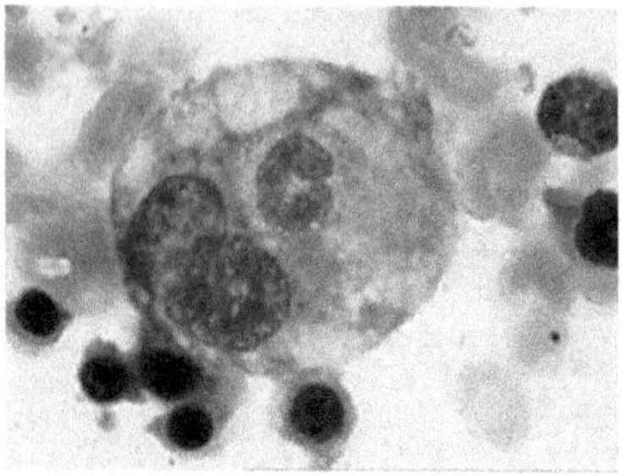

Makrophage [i3]

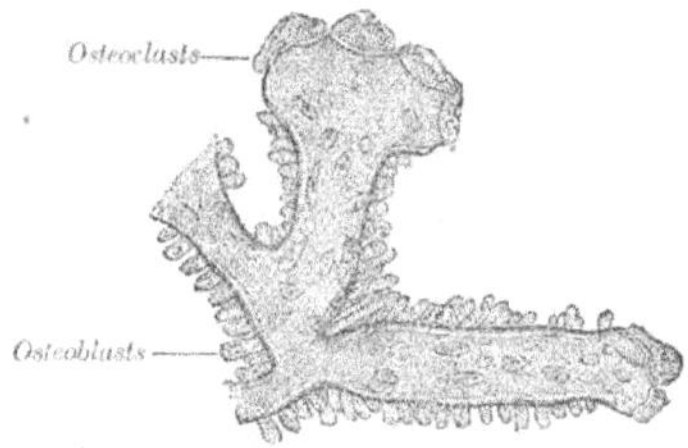

Osteoblast [i4]

in einem basischeren Milieu besser funktionieren. [s4] Eine dauerhaft hohe Säurebelastung, wie sie durch die typische westliche Ernährung entsteht, kann so langfristig zum Verlust von Knochenmasse und im schlimmsten Fall zu Osteoporose beitragen. [s4] Mit zunehmendem Alter sinkt die Fähigkeit des Körpers, den pH-Wert im Blut konstant zu halten, was die Bedeutung einer ausgewogenen Säure-Basen-Balance im Alter zusätzlich unterstreicht. [s4] Um den Säure-Basen-Haushalt im Gleichgewicht zu halten und einer Übersäuerung entgegenzuwirken, kann eine Ernährungsumstellung mit verstärkter Zufuhr basischer Lebensmittel, wie Obst und Gemüse, sinnvoll sein. Auch eine ausreichende Flüssigkeitszufuhr unterstützt die Nieren bei der Ausscheidung von Säuren.

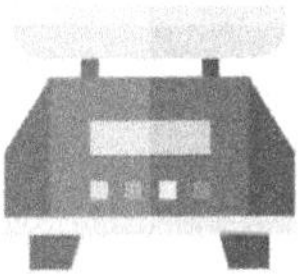

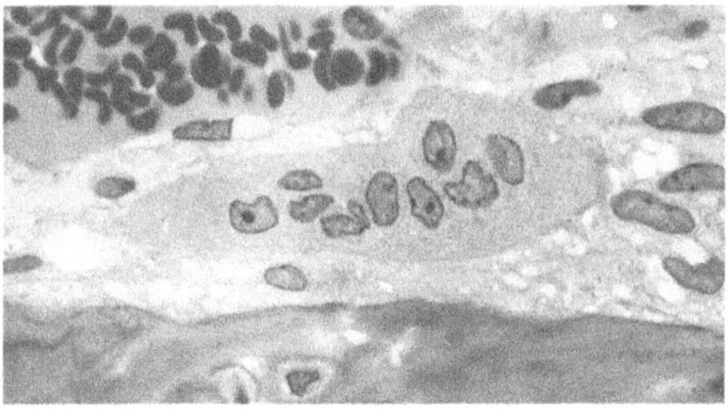

Osteoklast [i5]

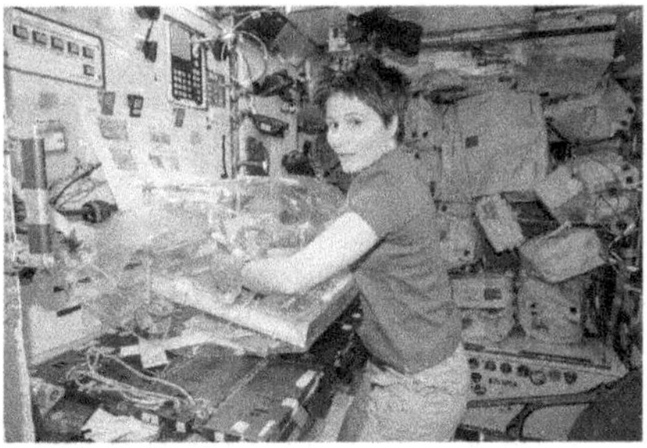

Osteoporose [i6]

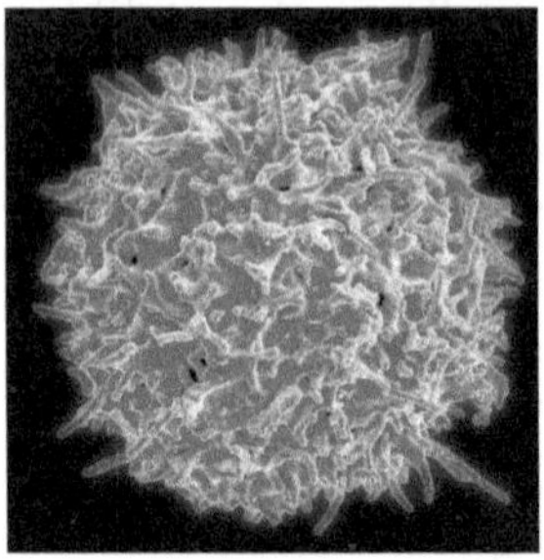

T-Zelle [i7]

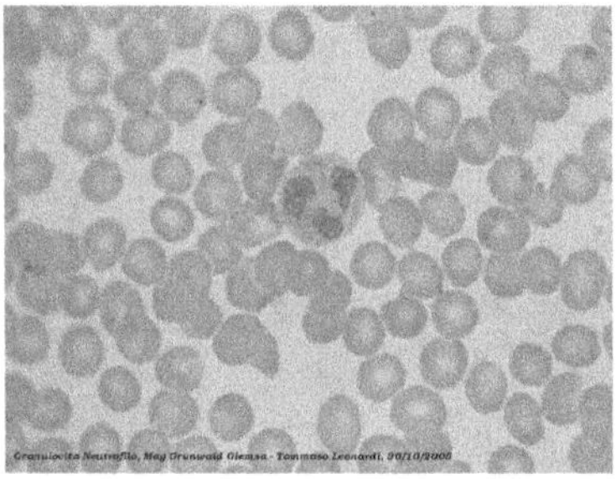

Neutrophiler Granulozyt [i8]

Gut zu wissen

Metabolische Azidose

Metabolische Azidose ist eine Störung des Säure-Basen-Haushaltes, bei der der pH-Wert im Blut aufgrund einer erhöhten Säurekonzentration oder einem Verlust von Basen absinkt. Dies kann verschiedene Ursachen haben, wie z.B. Nierenerkrankungen oder Diabetes.

Osteoblasten

Osteoblasten sind Zellen im Knochengewebe, die für den Aufbau von neuer Knochenmasse zuständig sind. Sie produzieren die organischen Bestandteile der Knochenmatrix und fördern die Mineralisierung des Knochens.

Osteoklasten

Osteoklasten sind Zellen im Knochengewebe, die für den Abbau von Knochenmaterial verantwortlich sind. Dieser Prozess ist wichtig für den Knochenumbau und die Freisetzung von Mineralien wie Kalzium und Phosphat.

Osteoporose

Osteoporose, auch Knochenschwund genannt, ist eine Erkrankung, die die Knochen schwächt und das Risiko von Knochenbrüchen erhöht. Sie entsteht durch einen Verlust an Knochenmasse und eine Verschlechterung der Knochenstruktur.

Optimale pH-Werte

Ideale pH-Werte in Körperflüssigkeiten.

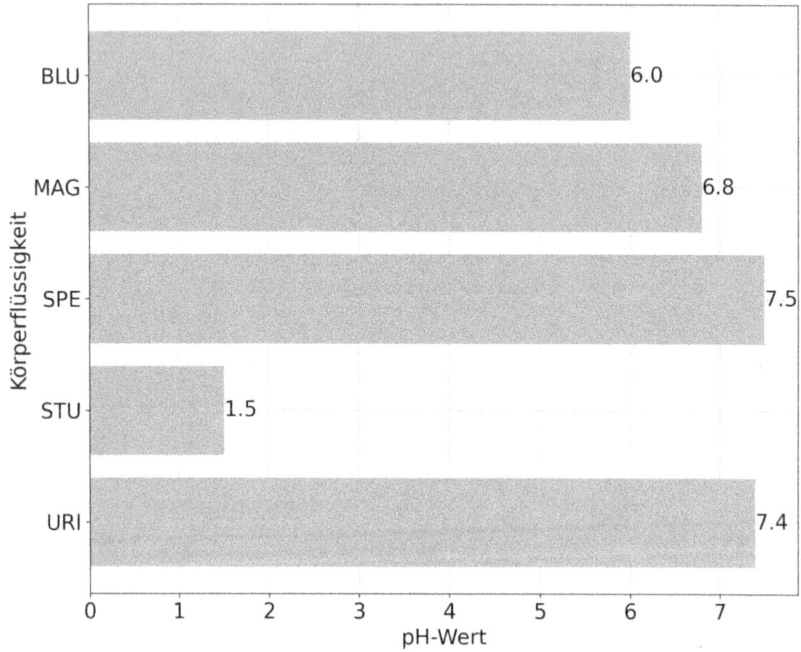

BLU: Blut

MAG: Magen

SPE: Speichel

STU: Stuhl

URI: Urin

Die Aufrechterhaltung des richtigen pH-Gleichgewichts im Körper ist entscheidend für eine optimale Gesundheit. Der pH-Wert des Blutes wird in einem engen Bereich reguliert, was seine Bedeutung für die physiologische Funktion unterstreicht. Während andere Flüssigkeiten einen größeren akzeptablen pH-Bereich haben, können Abweichungen von den optimalen Werten auf potenzielle Gesundheitsprobleme hinweisen.

Puffersysteme und ihre Funktion

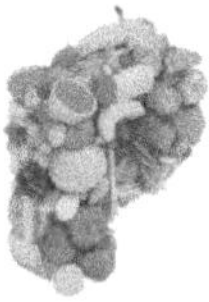

Puffersysteme im Körper schützen vor pH-Wert-Schwankungen, indem sie überschüssige Säuren oder Basen neutralisieren. Diese Systeme bestehen aus einer schwachen Säure und ihrer korrespondierenden Base. Das wichtigste Puffersystem im menschlichen Organismus ist das Bicarbonat/Kohlensäure-System [s5]. Es agiert in einem offenen System, das heißt, Komponenten können reguliert und ausgeschieden werden, um das Gleichgewicht aufrechtzuerhalten. Die Wirksamkeit eines Puffers, seine sogenannte Pufferkapazität, wird durch die Konzentration seiner Komponenten und den aktuellen pH-Wert bestimmt [s5]. Das Bicarbonat-Puffersystem puffert beispielsweise die bei intensiver Muskelarbeit entstehende Milchsäure ab, indem Bicarbonat mit den Wasserstoffionen (H+) der Milchsäure reagiert. Dadurch wird die Säure neutralisiert und der pH-Wert stabilisiert. Neben dem Bicarbonat-System existieren weitere Puffersysteme im Blut, in den Zellen und im Knochengewebe, die alle zusammenarbeiten, um den pH-Wert konstant zu halten. Die Nieren spielen eine entscheidende Rolle bei der langfristigen Regulation des Bicarbonats, indem sie es rückresorbieren und neu bilden, um verbrauchtes Bicarbonat zu ersetzen [s6]. Dieser Prozess findet hauptsächlich im proximalen Tubulus statt, wo der Großteil des gefilterten Bicarbonats zurückgewonnen wird [s6]. Die Nieren passen ihre Bicarbonat-Rückresorption an den pH-Wert an: Bei Übersäuerung (Azidose) wird mehr Bicarbonat zurückgehalten, bei Alkalose weniger [s6]. Durch die Fähigkeit der Nieren, H+ auszuscheiden und Bicarbonat zu generieren, kann der Körper Säurebelastungen effektiv kompensieren und den pH-Wert im optimalen Bereich halten [s6]. Eine ausreichende Flüssigkeitszufuhr unterstützt die Nierenfunktion und somit die Aufrechterhaltung des Säure-Basen-Gleichgewichts.

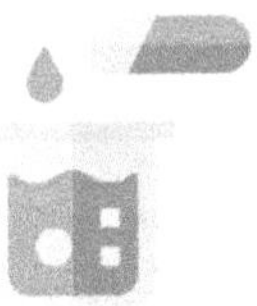

Gut zu wissen

Alkalose

Alkalose ist das Gegenteil von Azidose und beschreibt eine übermäßige Basenkonzentration im Blut, wodurch der pH-Wert höher als normal ist. Mögliche Ursachen sind Hyperventilation oder Verlust von Magensäure.

Kohlensäure

Kohlensäure (H2CO3) entsteht durch die Reaktion von Kohlendioxid (CO2) mit Wasser (H2O). Sie ist Teil des Bicarbonat-Puffersystems und kann in Kohlendioxid und Wasser zerfallen, wodurch der Körper überschüssige Säure über die Atmung ausscheiden kann.

Proximaler Tubulus

Der proximale Tubulus ist der erste Abschnitt des Nierenkanälchens, in dem wichtige Stoffe wie Bicarbonat aus dem Primärharn zurück ins Blut resorbiert werden.

Pufferkapazität

Die Pufferkapazität beschreibt die Fähigkeit eines Puffersystems, pH-Wert-Schwankungen zu widerstehen. Eine hohe Pufferkapazität bedeutet, dass das System große Mengen an Säure oder Base neutralisieren kann, ohne dass sich der pH-Wert stark verändert.

Wasserstoffionen

Wasserstoffionen (H+) sind positiv geladene Teilchen, die den Säuregehalt einer Lösung bestimmen. Je höher die Konzentration von Wasserstoffionen, desto saurer ist die Lösung und desto niedriger ist der pH-Wert.

Verteilung des Puffersystems in der Säure-Basen-Regulation

Relativer Beitrag der Puffersysteme zur pH-Regulierung.

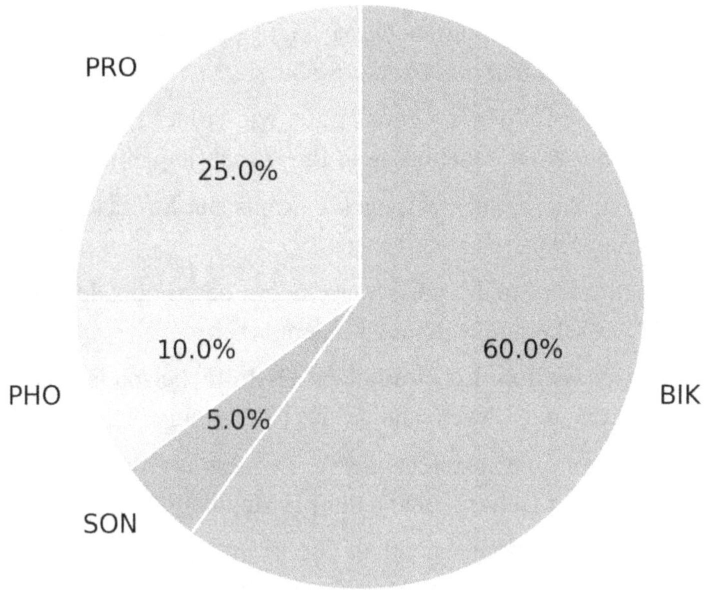

BIK: Bikarbonat

PRO: Protein

PHO: Phosphat

SON: Sonstige

Das Bikarbonatsystem spielt eine dominierende Rolle bei der extrazellulären Pufferung, was seine Bedeutung für die Reaktion auf unmittelbare pH-Schwankungen unterstreicht. Während die Nicht-Bikarbonat-Systeme einzeln weniger beitragen, stellt ihre kombinierte Wirkung einen signifikanten Teil der gesamten Pufferkapazität dar, insbesondere in intrazellulären Kompartimenten und bei der langfristigen Aufrechterhaltung des Säure-Basen-Gleichgewichts. Diese Verteilung unterstreicht die integrierte und vielschichtige Natur der pH-Kontrolle im Körper.

Konkrete Ratschläge

- Integrieren Sie regelmäßige, moderate Bewegung in Ihren Alltag, um die Atmung zu fördern und so Kohlendioxid abzuatmen.
- Achten Sie auf eine ausreichende Flüssigkeitszufuhr, idealerweise mit mineralstoffreichem Wasser, um die Nierenfunktion zu unterstützen.
- Variieren Sie Ihre Atmung bewusst: Tiefes, langsames Atmen kann bei Stress helfen, den pH-Wert zu stabilisieren.
- Bauen Sie basenbildende Lebensmittel wie grünes Blattgemüse, Mandeln oder Hirse regelmäßig in Ihre Ernährung ein.
- Reflektieren Sie Ihren Stresspegel: Chronischer Stress kann den Säure-Basen-Haushalt beeinflussen.
- Experimentieren Sie mit basischen Bädern oder Fußbädern, um Ihre Haut als Ausscheidungsorgan zu unterstützen.
- Unterstützen Sie Ihre Leber durch Bitterstoffe, beispielsweise Artischocken oder Löwenzahn, in der Ernährung.
- Achten Sie auf eine ausreichende Versorgung mit Mineralstoffen wie Magnesium und Kalium, die an der pH-Regulation beteiligt sind.
- Fördern Sie Ihre Darmgesundheit durch den Verzehr von fermentierten Lebensmitteln wie Sauerkraut oder Kimchi.
- Schaffen Sie sich regelmäßige Ruhephasen, um die Regeneration Ihres Körpers und damit auch des Säure-Basen-Haushaltes zu unterstützen.
- Beobachten Sie Ihren Körper und achten Sie auf Signale wie Müdigkeit oder Hautprobleme, die auf ein Ungleichgewicht hindeuten können.

1. 2 Ursachen der Übersäuerung

Ein ausgeglichener Säure-Basen-Haushalt ist essenziell für Gesundheit und Wohlbefinden. Falsche Ernährung, Stress und Umweltbelastungen können jedoch zu einer Übersäuerung führen, die verschiedene gesundheitliche Probleme begünstigen kann. Dieser Abschnitt analysiert die Ursachen dieser Dysbalance und beleuchtet die Rolle von Ernährung, psychischen Faktoren und Umwelttoxinen. Verstehen Sie die Ursachen, um gezielt gegenzusteuern und Ihre Gesundheit nachhaltig zu stärken.

Ein ungünstiges Verhältnis von säure- zu basenbildenden Lebensmitteln in der Ernährung, verstärkt durch Stress, Umweltgifte und bestimmte Medikamente, überfordert die körpereigenen Puffersysteme und führt zu einer Übersäuerung des Körpers.

Ernährungsbedingte Faktoren

Die Ernährung beeinflusst den Säure-Basen-Haushalt maßgeblich. Die heutige Ernährung, reich an verarbeiteten Lebensmitteln, tierischem Eiweiß, Zucker und gesättigten Fettsäuren, begünstigt eine Übersäuerung [s2]. Diese säurebildenden Nahrungsmittel enthalten hohe Mengen an Natrium und Chlorid, während sie gleichzeitig arm an basenbildenden Mineralstoffen wie Magnesium und Kalium sind [s2]. Ein übermäßiger Konsum von raffinierten Kohlenhydraten trägt ebenfalls zur Übersäuerung bei [s7]. Im Gegensatz zur modernen Ernährung liefert eine Ernährung, die reich an Obst und Gemüse ist, Basen-Vorläufer und kann den Bicarbonat-Spiegel im Blut erhöhen [s8]. Obst und Gemüse liefern nicht nur wichtige Mineralstoffe, sondern verbessern auch das Verhältnis von Kalium zu Natrium, was sich positiv auf Knochen und Muskeln auswirkt [s2]. Wer etwa seinen täglichen Konsum an Blattgemüse, Beeren oder Zitrusfrüchten erhöht, unterstützt seinen Säure-Basen-Haushalt. Ein hoher Proteinverzehr, insbesondere aus tierischen Quellen, erhöht die Säurelast, was ohne ausreichenden Ausgleich durch basenreiche Lebensmittel oder Supplemente die Knochendichte reduzieren kann [s2]. Bei einer proteinreichen Ernährung ist es daher ratsam, gleichzeitig den Verzehr von basenreichem Gemüse zu steigern. Auch bei chronischer Nierenerkrankung kann eine Ernährungsumstellung entscheidend sein. Während in frühen Stadien eine mediterrane oder basenreiche Ernährung empfohlen wird, kann in späteren Stadien eine proteinreduzierte Kost notwendig sein, um die Säureproduktion zu senken und die Nierenfunktion zu entlasten [s9].

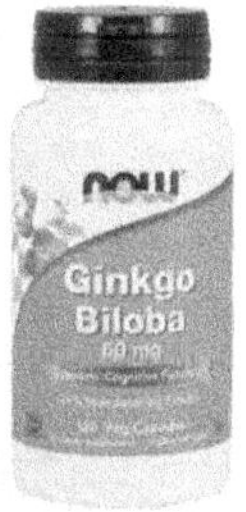

Supplemente [i9]

Gut zu wissen

Basen-Vorläufer

Basen-Vorläufer sind Substanzen, die im Körper in Basen umgewandelt werden und so zur Neutralisierung von Säuren beitragen. Sie sind wichtig für die Aufrechterhaltung des Säure-Basen-Gleichgewichts.

Mediterrane Ernährung

Die mediterrane Ernährung ist reich an Obst, Gemüse, Olivenöl und Fisch. Sie gilt als gesund und kann aufgrund ihres hohen Anteils an basischen Lebensmitteln zur Regulierung des Säure-Basen-Haushaltes beitragen.

Säure-Basen-Haushalt

Der Säure-Basen-Haushalt ist ein komplexes System im Körper, das den pH-Wert des Blutes und anderer Körperflüssigkeiten reguliert. Ein Ungleichgewicht in diesem System kann zu verschiedenen gesundheitlichen Problemen führen.

Supplemente

Nahrungsergänzungsmittel, die Mineralstoffe oder andere basische Substanzen enthalten, können bei Bedarf zur Unterstützung des Säure-Basen-Haushaltes eingesetzt werden.

Säurebildendes Potenzial von Lebensmittelgruppen

Säuregehalt gängiger Lebensmittel

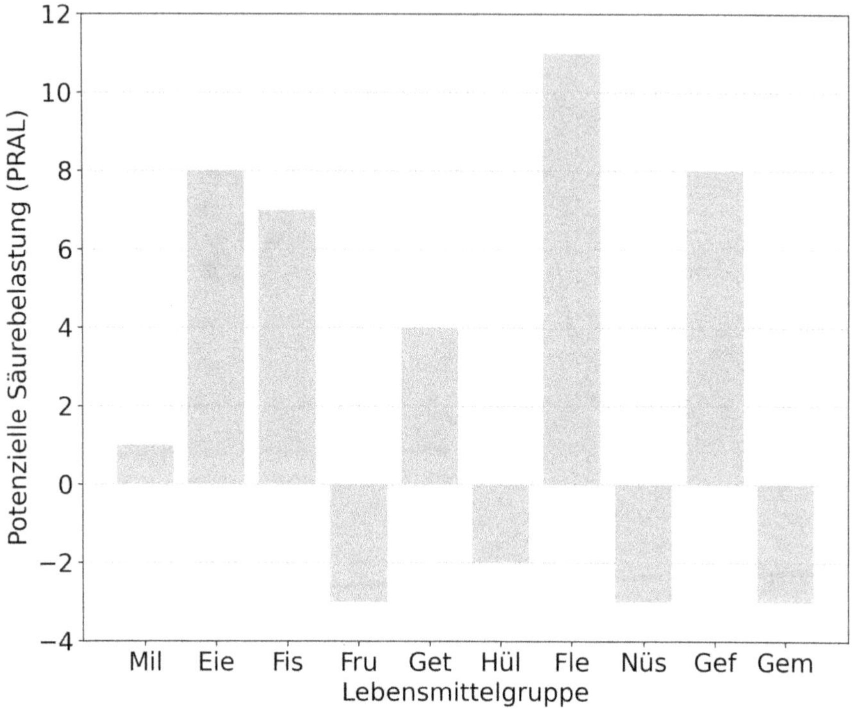

Eie: Eier

Fis: Fisch

Fle: Fleisch (Rind, Schwein, Lamm)

Fru: Obst

Gef: Geflügel (Huhn, Pute)

Gem: Gemüse

Get: Getreide (Brot, Nudeln)

Hül: Hülsenfrüchte (Bohnen, Linsen)

Mil: Milchprodukte (Milch, Käse)

Nüs: Nüsse und Samen

Tierische Produkte und verarbeitete Lebensmittel weisen im Allgemeinen ein höheres säurebildendes Potenzial auf als pflanzliche Lebensmittel wie Obst und Gemüse. Dies deutet darauf hin, dass eine Ernährung, die reich an Obst und Gemüse ist, zu einem ausgewogeneren pH-Wert im Körper beitragen kann.

Stress und psychische Belastungen

Stress und psychische Belastungen beeinflussen den Säure-Basen-Haushalt. Psychischer Stress führt zu einer Erhöhung des Blutdrucks, einer physiologischen Reaktion auf Belastung [s10]. Diese Reaktion kann auch den Säure-Basen-Haushalt beeinflussen [s10]. So kann anhaltender Stress, wie etwa finanzielle Sorgen, chronisch werden und die Gesundheit beeinträchtigen [s11]. Chronischer Stress kann das Immunsystem dysregulieren und die Anfälligkeit für Krankheiten erhöhen, was indirekt zur Übersäuerung beitragen kann [s12]. Auch individuelle Unterschiede in der Stressreaktion beeinflussen die gesundheitlichen Auswirkungen und damit potenziell die Übersäuerung [s12]. Besonders Menschen mit starken Stressreaktionen neigen zu erhöhtem Blutdruck, was die Bedeutung von Stressbewältigung unterstreicht [s13]. Selbst nach stressigen Phasen reicht eine kurze Ruhepause oft nicht aus, um den Blutdruck vollständig zu normalisieren, was auf anhaltende physiologische Effekte hindeutet [s10]. Psychosoziale Interventionen können stressbedingte Störungen behandeln und so die

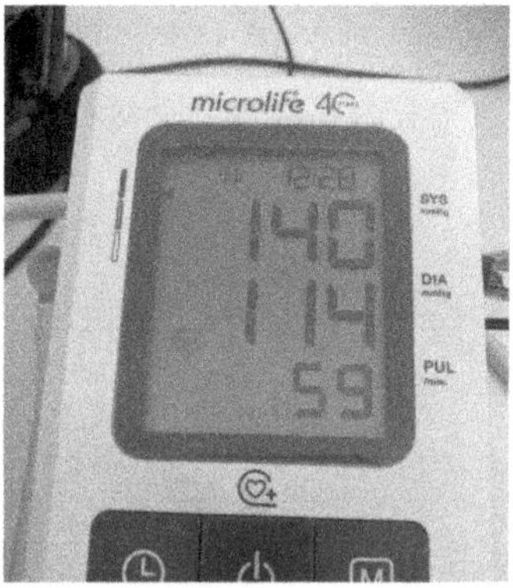

Blutdruck [i10]

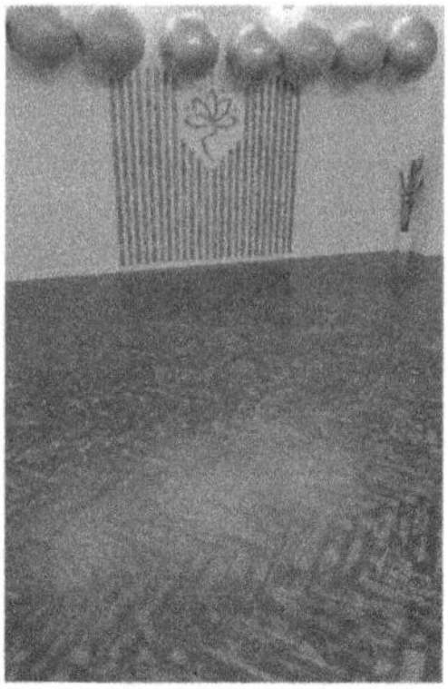

Yoga [i11]

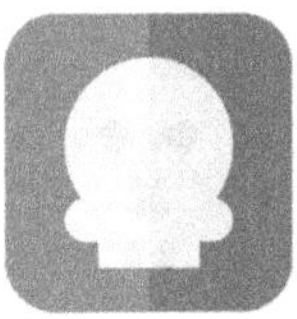

Auswirkungen von Stress auf den Säure-Basen-Haushalt mildern [s12]. Wer beispielsweise regelmäßig Entspannungstechniken wie Yoga oder Meditation praktiziert, kann Stress reduzieren und so seinen Säure-Basen-Haushalt positiv beeinflussen.

Gut zu wissen

Physiologische Reaktion

Eine physiologische Reaktion ist eine natürliche Reaktion des Körpers auf einen Reiz oder eine Veränderung. Im Kontext der Übersäuerung kann Stress beispielsweise eine physiologische Reaktion auslösen, die den Säure-Basen-Haushalt beeinflusst.

Psychosoziale Interventionen

Psychosoziale Interventionen sind Maßnahmen, die darauf abzielen, psychische und soziale Probleme zu behandeln oder zu lindern. Im Kontext der Übersäuerung können sie helfen, stressbedingte Faktoren zu reduzieren, die den Säure-Basen-Haushalt beeinflussen.

Zusammenhang zwischen Stresslevel und Säuregehalt

Veranschaulicht die Beziehung zwischen wahrgenommenem Stress und dem Säuregehalt des Körpers.

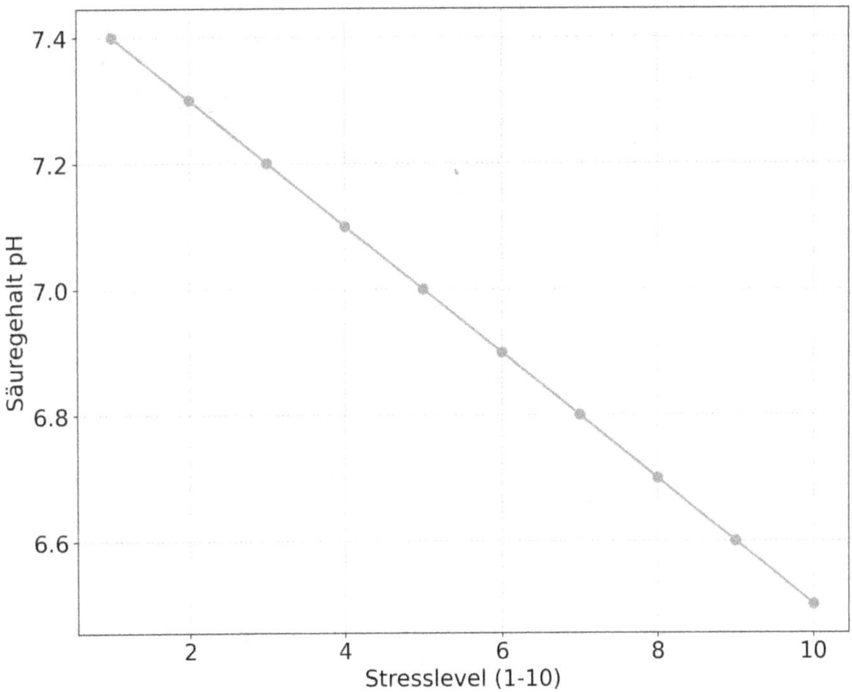

Das Diagramm zeigt eine positive Korrelation zwischen Stresslevel und Säuregehalt. Mit zunehmendem Stress steigt auch die Tendenz zu einem sauren Körper-pH-Wert. Dies deutet darauf hin, dass Stressbewältigung ein Schlüsselfaktor für die Aufrechterhaltung eines gesunden Säure-Basen-Gleichgewichts sein kann.

Umwelteinflüsse und Toxine

Umwelteinflüsse und Toxine tragen erheblich zur Belastung des Säure-Basen-Gleichgewichts bei. Neben der Ernährung spielen auch Umweltfaktoren und Schadstoffe eine Rolle bei der Säurebildung im Organismus. So können beispielsweise Luftschadstoffe, Pestizide in Lebensmitteln oder Schwermetalle im Trinkwasser die Säurelast erhöhen und die körpereigenen Puffersysteme zusätzlich beanspruchen [s14]. Die Nieren, die für die Ausscheidung von Säuren zuständig sind, können durch diese zusätzliche Belastung überfordert werden, was langfristig zu gesundheitlichen Beeinträchtigungen führen kann [s14]. Auch bestimmte Medikamente können die Nierenfunktion beeinflussen und somit die Säureausscheidung erschweren, was die Übersäuerung zusätzlich begünstigt [s14]. Ein erhöhter Säuregehalt im Körper kann zudem die Anfälligkeit für Umweltgifte steigern, da diese im sauren Milieu besser aufgenommen und gespeichert werden [s14]. Um diesen negativen Einflüssen entgegenzuwirken, kann unter anderem der Konsum von basenreichen Lebensmitteln, wie Obst und Gemüse, helfen, die körpereigenen Puffersysteme zu unterstützen und die Säurelast zu reduzieren. Zusätzlich kann die Verwendung von

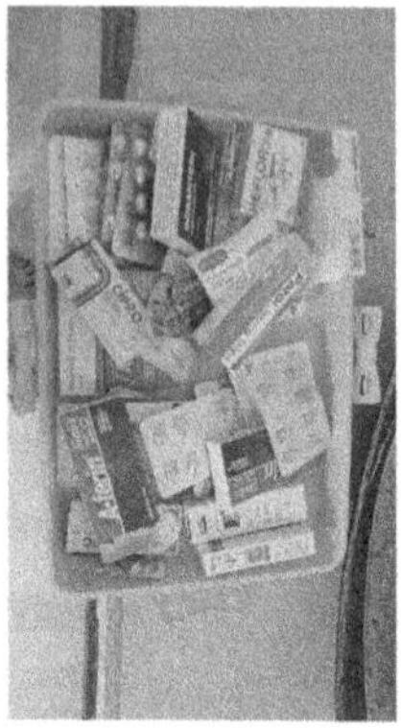

Medikamente [i12]

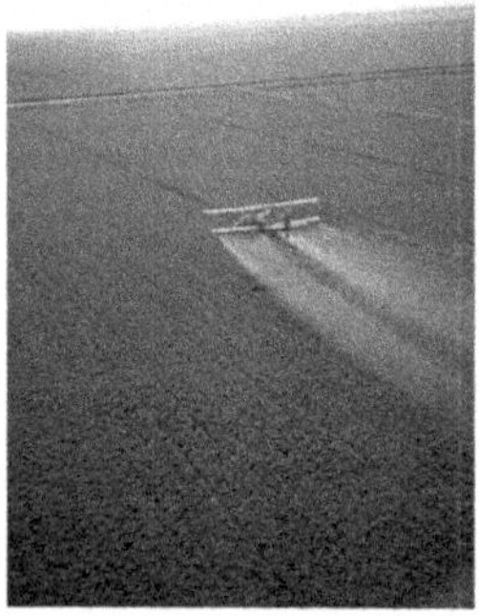

Pestizide [i13]

Wasserfiltern dazu beitragen, die Belastung durch Schwermetalle im Trinkwasser zu minimieren.

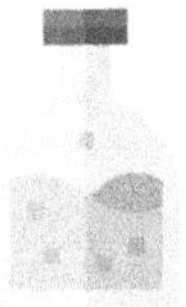

Gut zu wissen

Pestizide

Chemische Substanzen, die in der Landwirtschaft eingesetzt werden, um Schädlinge zu bekämpfen. Sie können Rückstände in Lebensmitteln hinterlassen und den Körper mit Säuren belasten. Der Verzehr von Bio-Lebensmitteln kann helfen, die Belastung durch Pestizide zu reduzieren.

Puffersysteme

Körpereigene Mechanismen, die den pH-Wert im Blut und Gewebe konstant halten. Sie neutralisieren Säuren und Basen, um ein gesundes Gleichgewicht zu gewährleisten. Eine dauerhafte Belastung durch Umweltgifte und ungesunde Ernährung kann die Puffersysteme überfordern.

Schwermetalle

Metalle wie Blei, Quecksilber oder Cadmium, die sich im Körper anreichern und die Säurelast erhöhen können. Sie gelangen häufig über belastetes Trinkwasser oder Lebensmittel in den Organismus. Wasserfilter können helfen, die Aufnahme von Schwermetallen zu reduzieren.

Toxine

Giftige Substanzen, die den Körper belasten und zu einer erhöhten Säureproduktion beitragen können. Quellen für Toxine sind unter anderem Pestizide, Schwermetalle und bestimmte Medikamente. Diese Substanzen können die Nierenfunktion beeinträchtigen und die körpereigenen Puffersysteme überlasten.

Giftquellen und Säuregehalt

Säurepotential häufiger Toxine basierend auf Quelle und Häufigkeit.

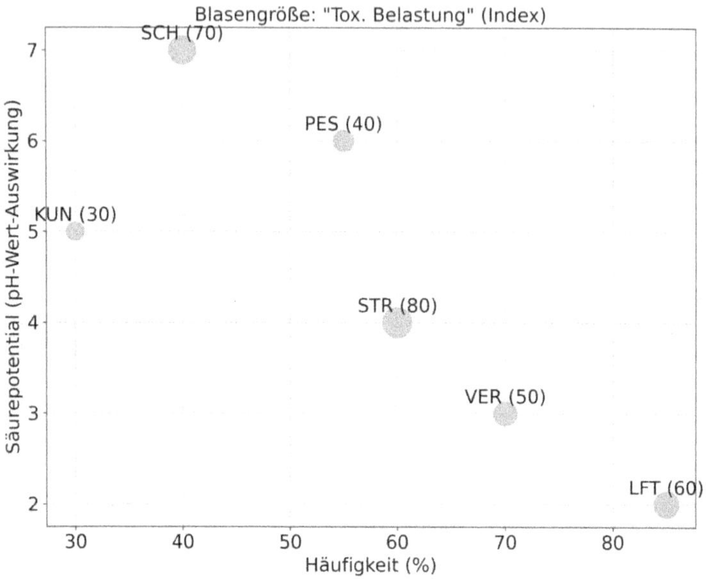

Blasengröße: Tox. Belastung (Index)

KUN: Kunststoffe

PES: Pestizide

STR: Stresshormone

LFT: Luftverschmutzung

SCH: Schwermetalle

VER: Verarbeitete Lebensmittel

Umweltgifte, insbesondere Schwermetalle und Pestizide, weisen trotz mäßiger Häufigkeit ein hohes Säurepotential auf. Verarbeitete Lebensmittel zeigen eine hohe Häufigkeit und ein mittleres Säurepotential, was auf einen signifikanten kumulativen Effekt hindeutet. Während die Luftverschmutzung weit verbreitet ist, scheint ihr Säurepotential im Vergleich zu anderen Quellen geringer zu sein. Diese Visualisierung unterstreicht die Bedeutung der Bekämpfung von Toxinen mit hoher Häufigkeit und hohem Säurepotential für eine effektive Körperentgiftung.

Konkrete Ratschläge

- Trinken Sie Kräutertees, die traditionell zur Entgiftung verwendet werden, wie Brennnessel- oder Löwenzahntee.
- Integrieren Sie regelmäßige Saunagänge in Ihren Alltag, um die Ausscheidung von Stoffwechselprodukten über die Haut anzuregen.
- Massieren Sie Ihren Bauch im Uhrzeigersinn, um die Verdauung und den Abtransport von Stoffwechselendprodukten zu fördern.
- Beginnen Sie Ihren Tag mit einem Glas warmem Wasser mit einem Spritzer Zitrone, um die Leberfunktion anzuregen.
- Verbringen Sie Zeit in der Natur: Waldspaziergänge können Stress reduzieren und die Sauerstoffversorgung verbessern.
- Achten Sie beim Kauf von Obst und Gemüse auf regionale und saisonale Produkte, um die Belastung durch Pestizide zu minimieren.
- Reflektieren Sie Ihre Beziehungen und sozialen Kontakte: Positive soziale Interaktionen können Stress reduzieren.
- Schaffen Sie sich eine Schlafumgebung, die Ruhe und Erholung fördert, um die nächtliche Regeneration zu optimieren.
- Informieren Sie sich über die Zusammensetzung Ihres Trinkwassers und prüfen Sie gegebenenfalls die Verwendung eines Wasserfilters.
- Setzen Sie auf natürliche Reinigungsmittel im Haushalt, um die Belastung durch chemische Stoffe zu verringern.
- Lernen Sie, Ihre persönlichen Stressauslöser zu identifizieren und entwickeln Sie Strategien, um diesen effektiv zu begegnen.
- Planen Sie regelmäßige Auszeiten in Ihrem Kalender ein, um sich bewusst Zeit für Entspannung und Regeneration zu nehmen.

1. 3 Symptome und Folgen einer Übersäuerung

Eine Übersäuerung des Körpers bleibt oft lange unbemerkt, äußert sich aber durch vielfältige Symptome wie Müdigkeit, Abgeschlagenheit und Leistungsschwäche. Langfristig kann ein gestörter Säure-Basen-Haushalt schwerwiegende Folgen für den gesamten Organismus haben, von Osteoporose und Nierensteinen bis hin zu Diabetes und Herz-Kreislauf-Erkrankungen. Erfahren Sie in diesem Kapitel, wie Sie die frühen Anzeichen einer Übersäuerung erkennen und welche langfristigen Auswirkungen ein Ungleichgewicht im Säure-Basen-Haushalt mit sich bringt. Gewinnen Sie Klarheit über die Symptome und Folgen, um Ihre Gesundheit aktiv zu schützen.

Eine nicht erkannte und unbehandelte Übersäuerung kann zu einem Teufelskreis führen, da sie die Nierenfunktion beeinträchtigt, welche essentiell für die Regulation des Säure-Basen-Haushaltes ist.

Frühe Anzeichen erkennen

Frühe Anzeichen einer Übersäuerung zu erkennen, ist entscheidend, um rechtzeitig gegenzusteuern und mögliche gesundheitliche Folgen zu minimieren. Die Symptome können dabei je nach betroffener Körperregion variieren. Bei einer metabolischen Azidose, einer systemischen Übersäuerung des Blutes, sind die frühen Anzeichen oft unspezifisch und können leicht übersehen werden. Müdigkeit, Abgeschlagenheit und eine verminderte Leistungsfähigkeit können erste Hinweise sein. Sollten diese Symptome zusammen mit Appetitlosigkeit oder Übelkeit auftreten, kann dies auf eine Störung des Säure-Basen-Haushaltes hindeuten. [s9] Wichtig ist in diesem Zusammenhang die regelmäßige Kontrolle des Serum-Bicarbonatwertes, ein gängiger Indikator für metabolische Azidose. Ein Wert unter 22 mmol/L deutet bereits auf eine Übersäuerung hin, wobei die Wahrscheinlichkeit in fortgeschrittenen Stadien chronischer Nierenerkrankungen zunimmt. [s9] Zusätzlich zur Bicarbonatbestimmung sollte auch der Blut-pH-Wert zur Diagnose herangezogen werden. Eine frühzeitige Diagnose ist insofern relevant, als dass eine metabolische Azidose schwerwiegende Folgen wie Knochenentmineralisierung, Muskelabbau und eine Verschlechterung der Nierenfunktion haben kann. [s9] Die Überwachung der Urincitrat- und Ammoniumausscheidung kann ebenfalls frühzeitig Hinweise auf eine beginnende Azidose liefern, da diese Werte bei einer gestörten Säureausscheidung verändert sein können. [s9] Eine Ernährungsumstellung mit erhöhter Zufuhr von Obst und Gemüse kann dazu beitragen, den Säure-Basen-Haushalt positiv zu beeinflussen.

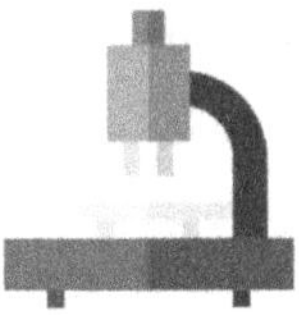

Im Magen-Darm-Trakt äußert sich eine Übersäuerung anders. So können bei Pferden – hier ist die Magensäureproblematik gut erforscht – frühe Anzeichen einer Übersäuerung im Magen-Darm-Trakt Koliken, Gewichtsverlust trotz gleichbleibendem Appetit, eine Verschlechterung der Körperkondition, sowie eine reduzierte Leistungsfähigkeit sein. [s15] Verhaltensänderungen, wie beispielsweise zunehmende Nervosität oder eine erhöhte Empfindlichkeit im Gurtbereich (Girthiness) können ebenfalls auf eine Übersäuerung im Magen hindeuten. [s15] Insbesondere bei intensiv trainierten Pferden tritt diese Problematik vermehrt auf, was einen Zusammenhang zwischen Stress, Haltungsbedingungen und der Entstehung von Magenerkrankungen nahelegt. [s15] Stressfaktoren im Umfeld der Pferde scheinen somit die Entstehung einer Übersäuerung im Magen-Darm-Trakt zu begünstigen. Eine Anpassung des Trainings, der Fütterung und der Haltungsbedingungen kann hier zu einer Verbesserung des Zustandes führen.

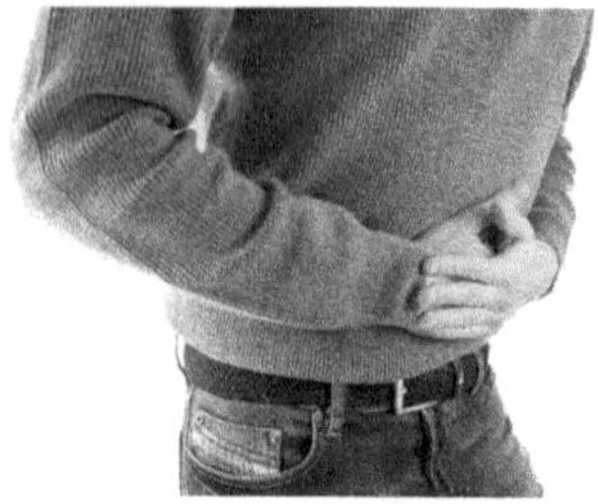

Koliken [i14]

Gut zu wissen

Ammoniumausscheidung

Ammonium ist ein Abfallprodukt des Stoffwechsels und wird über den Urin ausgeschieden. Die Ammoniumausscheidung erhöht sich bei einer Übersäuerung, um die Säure im Körper zu neutralisieren.

Girthiness

Girthiness bezeichnet eine Überempfindlichkeit im Gurtbereich bei Pferden, die durch Magengeschwüre oder andere Magen-Darm-Probleme, einschließlich Übersäuerung, verursacht werden kann.

Knochenentmineralisierung

Bei einer anhaltenden Übersäuerung kann der Körper Mineralien aus den Knochen freisetzen, um die Säure zu neutralisieren. Dies führt zu einer Schwächung der Knochen und erhöht das Risiko von Frakturen.

Metabolische Azidose

Eine metabolische Azidose entsteht, wenn der Körper zu viel Säure produziert oder die Nieren nicht ausreichend Säure ausscheiden können. Dies führt zu einem Ungleichgewicht im Säure-Basen-Haushalt und kann verschiedene Symptome hervorrufen.

Serum-Bicarbonat

Serum-Bicarbonat ist ein wichtiger Bestandteil des Puffersystems im Blut und hilft, den pH-Wert stabil zu halten. Ein niedriger Wert kann auf eine metabolische Azidose hindeuten.

Symptome einer Übersäuerung

Häufigkeit der Symptome einer frühen Übersäuerung.

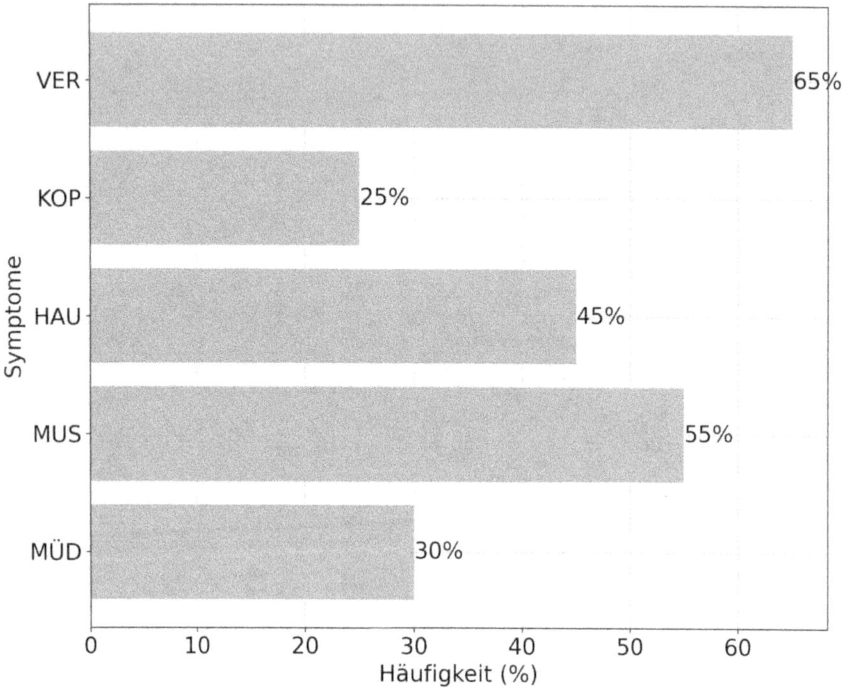

HAU: Hautprobleme

KOP: Kopfschmerzen

MÜD: Müdigkeit

MUS: Muskelkrämpfe

VER: Verdauungsprobleme

Das Diagramm zeigt die relative Häufigkeit verschiedener Symptome einer frühen Übersäuerung. Müdigkeit scheint am häufigsten zu sein, gefolgt von Kopfschmerzen und Hautproblemen. Verdauungsprobleme und Muskelkrämpfe sind seltener, aber dennoch bemerkenswert. Dies deutet darauf hin, dass Müdigkeit, Kopfschmerzen und Hautprobleme wichtige Indikatoren für eine mögliche Übersäuerung sein könnten.

Langzeitfolgen für den Organismus

Eine anhaltende Übersäuerung des Organismus kann zu vielfältigen gesundheitlichen Problemen führen. Auf zellulärer Ebene stört sie den Stoffwechsel und die Energieproduktion, was sich in Symptomen wie chronischer Müdigkeit und reduzierter Leistungsfähigkeit äußern kann [s16]. Die chronische metabolische_azidose beeinflusst den Knochenstoffwechsel negativ, indem sie die Aktivität der knochenaufbauenden Zellen (Osteoblasten) hemmt und gleichzeitig die Aktivität der knochenabbauenden Zellen (Osteoklasten) fördert. Dadurch steigt das Risiko für Osteoporose und Knochenbrüche [s17]. Gleichzeitig kann die Ansammlung von Säuren in den Zellen und im Gewebe zu Schmerzen und einer verminderten Insulinempfindlichkeit führen, was wiederum das Risiko für Typ-2-Diabetes erhöht [s17]. Die Niere, ein wichtiges Organ für die Regulation des Säure-Basen-Haushaltes, wird durch die chronische Belastung ebenfalls in Mitleidenschaft gezogen. Die Übersäuerung fördert die Entstehung von Nierensteinen, da weniger Citrat zur Verfügung steht, um Calcium zu binden, was die Bildung von Calciumoxalatsteinen begünstigt [s17]. Zusätzlich führt die vermehrte Ausscheidung von Wasser und Mineralstoffen im Urin langfristig zu Dehydration und Mineralstoffmangel [s17]. Bei Kindern kann eine chronische Azidose das Wachstum beeinträchtigen und zu einer verminderten Albuminproduktion führen, was eine Hypoalbuminämie, also einen Mangel an Albumin im Blut, zur Folge haben kann [s18]. Auch die Glukosetoleranz wird negativ beeinflusst, was die Entwicklung von Herz-Kreislauf-Erkrankungen und eine erhöhte

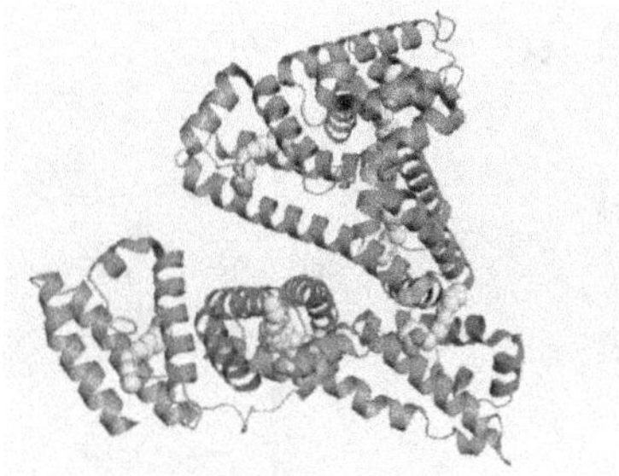

Albumin [i15]

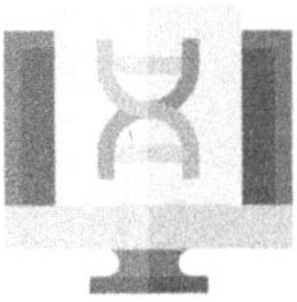

Sterblichkeit begünstigen kann [s18]. Eine konsequente Behandlung der Übersäuerung ist daher unerlässlich, um diese Langzeitfolgen zu vermeiden. Eine Ernährungsumstellung mit verstärktem Konsum von basenbildenden Lebensmitteln, wie Obst und Gemüse, kann hier ein erster Schritt sein, um den Säure-Basen-Haushalt wieder ins Gleichgewicht zu bringen.

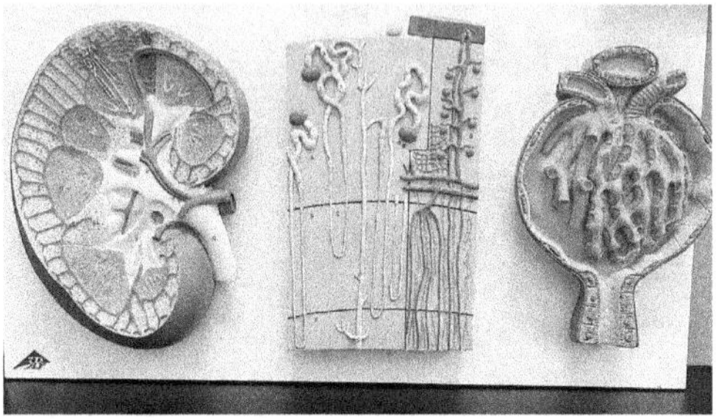

Niere [i16]

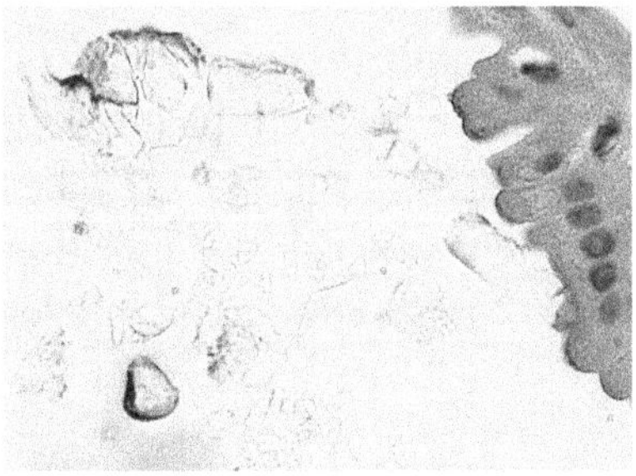

Calciumoxalatkristall [i17]

Gut zu wissen

Hypoalbuminämie

Hypoalbuminämie bezeichnet einen Mangel an Albumin im Blut. Dies kann bei Kindern durch eine chronische Übersäuerung verursacht werden und zu verschiedenen gesundheitlichen Problemen führen.

Calciumoxalatsteine

Calciumoxalatsteine sind die häufigste Art von Nierensteinen. Sie entstehen durch die Auskristallisierung von Calcium und Oxalat im Urin. Eine Übersäuerung kann die Bildung von Calciumoxalatsteinen begünstigen.

Glukosetoleranz

Die Glukosetoleranz beschreibt die Fähigkeit des Körpers, den Blutzuckerspiegel nach der Aufnahme von Kohlenhydraten zu regulieren. Eine Übersäuerung kann die Glukosetoleranz negativ beeinflussen und das Risiko für Stoffwechselerkrankungen erhöhen.

Insulinempfindlichkeit

Die Insulinempfindlichkeit beschreibt, wie gut der Körper auf das Hormon Insulin reagiert. Eine verminderte Insulinempfindlichkeit, die durch eine Übersäuerung begünstigt werden kann, erhöht das Risiko für Typ-2-Diabetes.

Mineralstoffmangel

Ein Mineralstoffmangel entsteht, wenn der Körper nicht ausreichend mit wichtigen Mineralien versorgt ist. Eine Übersäuerung kann zu Mineralstoffmangel führen, da die Nieren vermehrt Mineralstoffe ausscheiden.

Langzeitfolgen Chronischer Azidose

Verteilung der möglichen langfristigen gesundheitlichen Auswirkungen von chronischer Azidose.

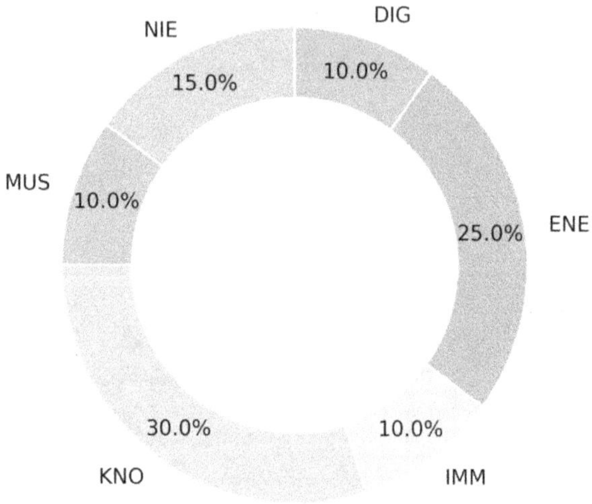

DIG: Verdauungsprobleme

ENE: Energie und Müdigkeit

IMM: Immunsystemstörung

KNO: Knochengesundheit (Osteoporose, Frakturen)

MUS: Muskelverlust und Schwäche

NIE: Nierenfunktion und Steinbildung

Die Darstellung verdeutlicht die Vernetzung verschiedener Körpersysteme, die von chronischer Azidose betroffen sind. Ein erheblicher Teil entfällt auf Probleme der Knochengesundheit, was den Kalziumverlust durch ein saures Milieu verdeutlicht. Die Auswirkungen auf das Energieniveau unterstreichen die Störung von Stoffwechselprozessen. Obwohl die anderen Kategorien einzeln kleinere Anteile darstellen, trägt ihre kumulative Wirkung zur Gesamtbelastung des Körpers bei und unterstreicht die Bedeutung der Aufrechterhaltung eines gesunden Säure-Basen-Gleichgewichts.

Konkrete Ratschläge

- Verändern Sie Ihre Essgewohnheiten schrittweise, indem Sie jeden Tag eine säurebildende Mahlzeit durch eine basenreiche Variante ersetzen.
- Steigern Sie Ihre tägliche Wasserzufuhr durch das Aufstellen von Wasserkaraffen an Orten, wo Sie sich häufig aufhalten.
- Führen Sie ein Tagebuch über Ihre Ernährung und Ihr Befinden, um Zusammenhänge zwischen Ihrer Nahrungsaufnahme und Symptomen einer Übersäuerung zu erkennen.
- Kreieren Sie Ihre eigenen basischen Gewürzmischungen, um Ihre Speisen geschmackvoll zu verfeinern und gleichzeitig den Säure-Basen-Haushalt zu unterstützen.
- Integrieren Sie basische Lebensmittel wie Kartoffeln oder Zucchini in Ihre Backrezepte, um den Säuregehalt zu reduzieren.
- Entwickeln Sie Rituale zur Stressbewältigung, die Sie in Ihren Alltag integrieren können, zum Beispiel kurze Atemübungen vor dem Schlafengehen.
- Nutzen Sie die Mittagspause für einen kurzen Spaziergang im Freien, um frische Luft zu tanken und Ihren Körper zu bewegen.
- Belohnen Sie sich für das Erreichen Ihrer Ziele im Bereich der Säure-Basen-Regulation, zum Beispiel mit einem entspannenden Bad.
- Tauschen Sie sich mit Freunden oder Familie über Ihre Erfahrungen mit der Säure-Basen-Balance aus und motivieren Sie sich gegenseitig.
- Experimentieren Sie mit basischen Rezepten und entdecken Sie neue Geschmacksrichtungen, die Ihrem Körper guttun.

Rückblick - 1. Grundlagen der Übersäuerung im Körper

Unser Körper leistet Erstaunliches, um sein inneres Gleichgewicht, insbesondere den Säure-Basen-Haushalt, aufrechtzuerhalten. Fein abgestimmte Mechanismen regulieren den pH-Wert in Zellen und Blut. Transportproteine in den Zellmembranen fungieren wie Schleusenwärter, die den Fluss von Wasserstoffionen kontrollieren und so das zelluläre Milieu schützen. Puffersysteme im Blut fangen Schwankungen ab und neutralisieren überschüssige Säuren oder Basen. Die Nieren spielen eine Schlüsselrolle bei der langfristigen Balance, indem sie Bikarbonat, einen wichtigen Bestandteil des Puffersystems, rückresorbieren und neu bilden. Dieses komplexe Zusammenspiel ist essenziell für unsere Gesundheit, da der pH-Wert zahlreiche Körperfunktionen beeinflusst – von der Zellfunktion über die Immunabwehr bis hin zur Knochengesundheit.

Doch der moderne Lebensstil stellt dieses empfindliche System vor Herausforderungen. Ernährung, Stress und Umweltbelastungen können zu einer chronischen Übersäuerung beitragen. Eine Ernährung reich an verarbeiteten Lebensmitteln, tierischem Eiweiß und Zucker begünstigt die Säurebildung. Gleichzeitig fehlen oft basenbildende Mineralstoffe aus Obst und Gemüse. Psychischer Stress, sei es durch berufliche oder private Belastungen, erhöht den Blutdruck und kann indirekt den Säure-Basen-Haushalt beeinflussen. Umweltgifte wie Pestizide und Schwermetalle belasten die Nieren und verstärken die Säurelast. Die Folgen einer anhaltenden Übersäuerung sind vielfältig und reichen von Müdigkeit und Leistungseinbußen bis hin zu Knochenschwund, Nierensteinen und einem erhöhten Risiko für chronische Erkrankungen.

Wie können Sie nun aktiv gegensteuern und Ihr Säure-Basen-Gleichgewicht unterstützen? Ein erster Schritt ist die bewusste Ernährungsumstellung. Integrieren Sie mehr basenreiche Lebensmittel wie grünes Blattgemüse, Obst und Gemüse in Ihren Speiseplan. Reduzieren Sie gleichzeitig den Konsum säurebildender Lebensmittel wie Fleisch, Zucker und Fertigprodukte. Achten Sie auf eine ausreichende Flüssigkeitszufuhr, idealerweise mit stillem Wasser oder ungesüßten Kräutertees, um die Nieren bei der Säureausscheidung zu unterstützen. Stressmanagement ist ein weiterer wichtiger Faktor. Finden Sie für sich geeignete Entspannungstechniken wie Yoga, Meditation oder autogenes Training, um Stress abzubauen und Ihre innere Balance zu stärken.

Um Ihre individuellen Bedürfnisse zu berücksichtigen, können Sie ein Ernährungstagebuch führen und beobachten, wie sich verschiedene Lebensmittel auf Ihr Wohlbefinden auswirken. Bei Unsicherheiten oder bestehenden gesundheitlichen Problemen ist es ratsam, einen Arzt oder Ernährungsberater zu konsultieren. Die Umsetzung eines basenorientierten Lebensstils mag anfangs herausfordernd erscheinen, doch die positiven Auswirkungen auf Ihre Gesundheit und Ihr Wohlbefinden sind die Mühe wert. Ein ausgeglichener Säure-Basen-Haushalt ist ein wichtiger Baustein für mehr Vitalität, Energie und Lebensqualität. Investieren Sie in Ihre Gesundheit und erleben Sie, wie sich ein harmonisches inneres Gleichgewicht positiv auf Ihren gesamten Organismus auswirkt.

2. Diagnostik und Selbsttest

Haben Sie sich jemals gefragt, warum trotz gesunder Ernährung Müdigkeit, Hautprobleme oder Verdauungsbeschwerden bestehen bleiben? Die Antwort könnte in einem gestörten Säure-Basen-Haushalt liegen, dessen Zustand sich durch verschiedene Methoden ermitteln lässt. Von einfachen Beobachtungen des eigenen Körpers bis hin zu präzisen Messverfahren stehen uns zahlreiche Möglichkeiten zur Verfügung, um Ungleichgewichte zu erkennen. Die richtige Interpretation dieser Signale und Messwerte bildet das Fundament für eine erfolgreiche Entsäuerungsstrategie. In diesem Kapitel entschlüsseln wir die Sprache Ihres Körpers und zeigen Ihnen, wie Sie selbst zum Detektiv Ihrer Gesundheit werden können.

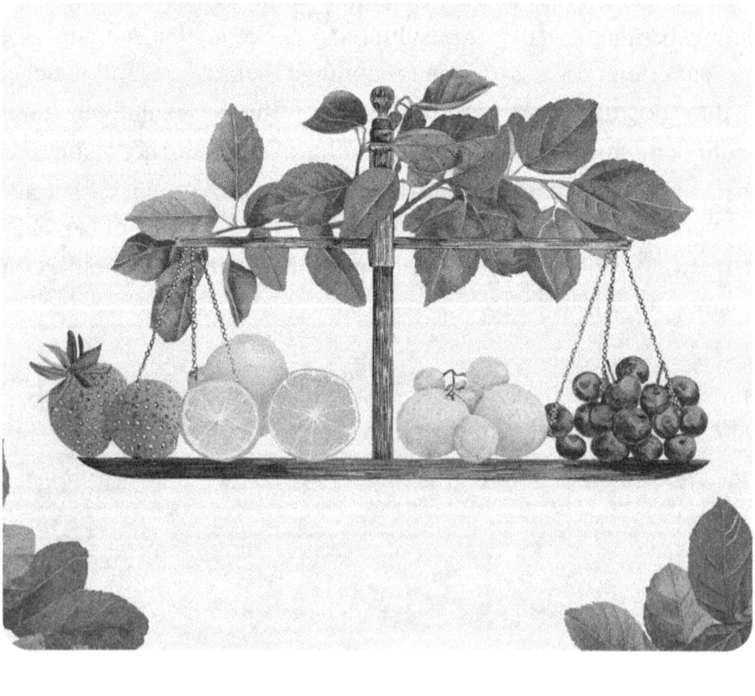

2. 1 Messmethoden zur Bestimmung des Säure-Basen-Haushalts

Der Säure-Basen-Haushalt beeinflusst zahlreiche Körperfunktionen. Urin-, Blut- und Speicheltests bieten unterschiedliche Einblicke in diesen komplexen Regelkreis. Während Urintests unkompliziert Aufschluss über kurzfristige Schwankungen geben, liefert die Blutgasanalyse detaillierte Informationen über den systemischen Zustand. Speicheltests fokussieren auf den Mundraum und geben Hinweise auf dessen Gesundheit. Erfahren Sie in diesem Kapitel, welche Messmethode für Ihre Bedürfnisse am besten geeignet ist und wie Sie die Ergebnisse interpretieren.

Für ein umfassendes Bild des Säure-Basen-Haushaltes und die Ableitung individueller Maßnahmen sind kombinierte Messungen von Urin, Blut und gegebenenfalls Speichel notwendig.

Urinanalyse zur Säurebestimmung

Die Urinanalyse bietet eine unkomplizierte Möglichkeit, den Säure-Basen-Haushalt zu beurteilen. Der pH-Wert des Urins gibt Aufschluss über die Konzentration von wasserstoffionen und damit über das saure oder basische Milieu. Ein niedriger pH-Wert deutet auf eine saure, ein hoher pH-Wert auf eine basische Tendenz hin. Die Ernährung beeinflusst den Urin-pH maßgeblich. Eine Ernährung mit viel Obst und Gemüse führt zu einem höheren, alkalischeren Urin-pH, während eine proteinreiche Ernährung, die Obst und Gemüse vernachlässigt, den pH-Wert senkt und auf eine saure Stoffwechsellage hindeutet [s19]. Selbst kleinste Ernährungsumstellungen, wie die erhöhte Zufuhr von Obst und Gemüse, können messbare Veränderungen des Urin-pH bewirken [s20]. Ältere Menschen reagieren oft empfindlicher auf solche Ernährungsumstellungen [s19]. Der Urin-pH kann auch durch die Einnahme von Nahrungsergänzungsmitteln beeinflusst werden. So steigert die Einnahme von mineralstoffreichen, alkalischen Präparaten den Urin-pH nachweislich, wie Studien belegen, in denen der pH-Wert morgens um 11% und abends um 5% höher lag als ohne Supplementierung [s21]. Diese pH-Veränderungen traten unabhängig von der Ernährung auf, was den direkten Einfluss der Supplemente auf den Säure-Basen-Haushalt verdeutlicht [s21]. Die regelmäßige

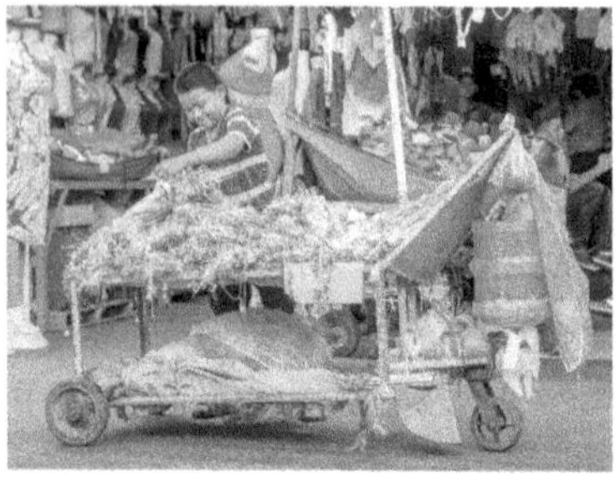

Gemüse [i18]

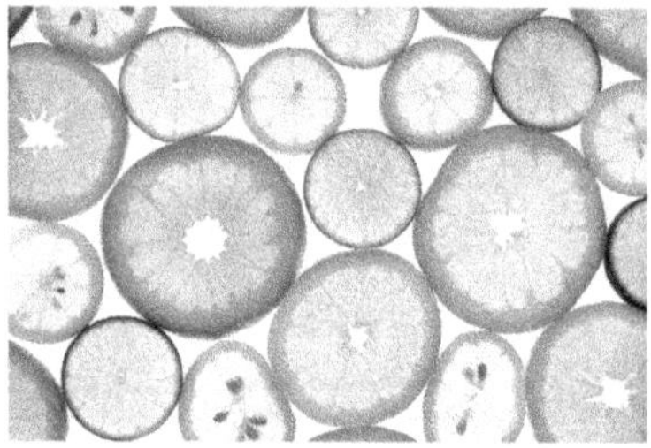

Obst [i19]

Selbstmessung des Urin-pH mit Teststreifen erlaubt die Beobachtung kurzfristiger Veränderungen und gibt so wertvolle Hinweise zur Anpassung der Ernährung oder Supplementierung [s21]. Neben der Ernährung beeinflussen auch körpereigene Stoffwechselprozesse den Urin-pH. So reguliert α-Ketoglutarat (αKG), ein Zwischenprodukt im Stoffwechsel, den Säure-Basen-Haushalt über die Nieren [s22]. Die αKG-Ausscheidung im Urin variiert je nach Säure-Basen-Status: Bei Übersäuerung sinkt sie, bei einem basischen Milieu steigt sie. Diese schnelle Reaktion, innerhalb weniger Stunden, unterstreicht den Wert der Urinanalyse für die Überwachung des Säure-Basen-Haushaltes [s22]. Wer seinen Säure-Basen-Haushalt optimieren möchte, kann durch regelmäßige Urin-pH-Messungen und die Anpassung seiner Ernährungs- und Supplementstrategie positive Veränderungen erzielen. So könnte man bei einem konstant niedrigen Urin-pH den Konsum von Obst und Gemüse erhöhen und den Fleischkonsum reduzieren.

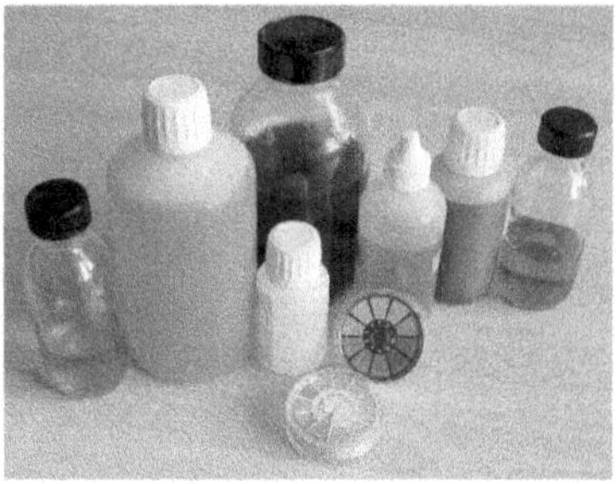

pH-Wert [i20]

Gut zu wissen

Nahrungsergänzungsmittel

Nahrungsergänzungsmittel sind Produkte, die die normale Ernährung ergänzen sollen. Sie enthalten Vitamine, Mineralstoffe, Spurenelemente oder andere Nährstoffe.

Proteinreiche Ernährung

Eine proteinreiche Ernährung beinhaltet einen hohen Anteil an proteinhaltigen Lebensmitteln wie Fleisch, Fisch, Eiern und Milchprodukten. Ein übermäßiger Konsum kann den Urin-pH-Wert senken.

Supplementstrategie

Eine Supplementstrategie ist ein Plan zur Einnahme von Nahrungsergänzungsmitteln, der auf die individuellen Bedürfnisse und Ziele abgestimmt ist.

Zusammenhang zwischen Urin-pH und Nahrungssäure

Illustrativer Zusammenhang zwischen Urin-pH und Säurenbelastung der Nahrung.

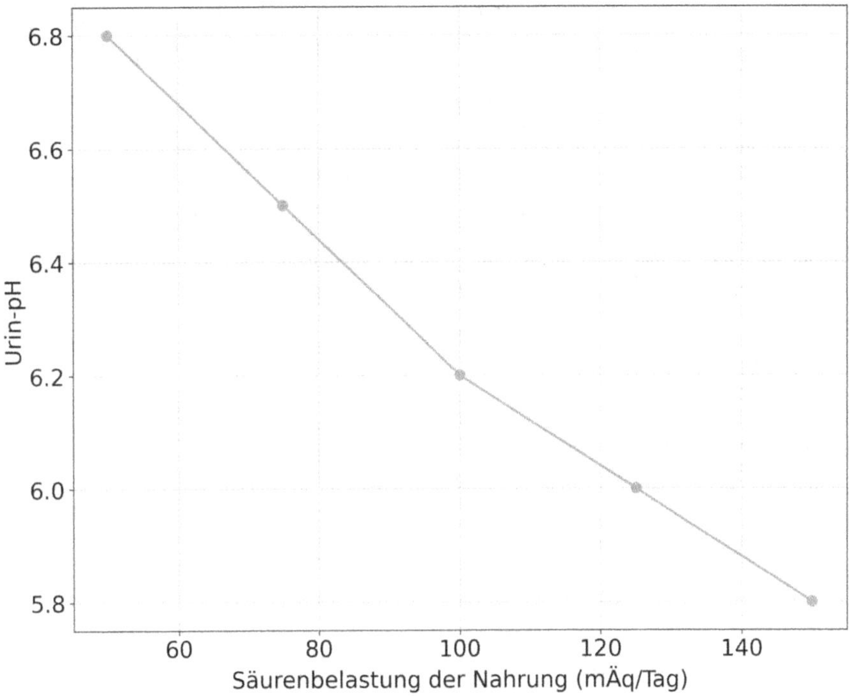

Dieses Diagramm zeigt einen möglichen inversen Zusammenhang zwischen Urin-pH und Säurenbelastung der Nahrung. Niedrigere Urin-pH-Werte sind mit höheren Säurenbelastungen der Nahrung verbunden, was auf einen möglichen Zusammenhang zwischen Ernährung und Urin-Azidität hindeutet. Dies deutet NICHT auf einen direkten kausalen Zusammenhang hin oder spiegelt die Gesamtsäure des Körpers wider. Weitere Forschung ist erforderlich, um die klinische Bedeutung dieser Ergebnisse zu bestimmen.

Blutgasanalyse und ihre Aussagekraft

Die Blutgasanalyse (BGA) liefert detaillierte Informationen über den Säure-Basen-Status und erlaubt eine differenzierte Betrachtung einzelner Parameter, die über den pH-Wert des Urins hinausgehen. Sie misst direkt im Blut unter anderem den pH-Wert, den Partialdruck des Kohlendioxids (pCO_2) und die Bicarbonat-Konzentration (HCO_3^-), die zusammen Aufschluss über respiratorische und metabolische Einflüsse auf das Säure-Basen-Gleichgewicht geben [s23] [s24]. Die Interpretation der BGA erfordert eine systematische Betrachtung dieser Parameter. So zeigt ein niedriger pH-Wert in Kombination mit einem erhöhten pCO_2 eine respiratorische Azidose an, die durch eine verminderte CO_2-Abatmung, etwa bei Lungenerkrankungen, entsteht. Ein niedriger pH-Wert mit einer erniedrigten HCO_3^- Konzentration hingegen deutet auf eine metabolische Azidose hin, die vielfältige Ursachen wie beispielsweise eine Niereninsuffizienz haben kann [s23] [s25]. Die BGA erlaubt es, diese verschiedenen Formen der Übersäuerung zu unterscheiden und die zugrundeliegende Ursache einzugrenzen. Zusätzlich können mit der BGA weitere Parameter wie der Basenüberschuss (BE) und die Anionenlücke (AG) ermittelt werden, die weitere Hinweise auf die Art und Schwere der Störung liefern [s25]. Die AG hilft insbesondere bei der Diagnostik von metabolischen Azidosen, indem sie die Konzentrationsdifferenz zwischen messbaren Kationen (positiv geladenen Ionen) und Anionen (negativ geladenen Ionen) im Blutplasma quantifiziert [s25]. Eine erhöhte AG kann auf das Vorliegen von nicht direkt messbaren Anionen hindeuten, die im Rahmen verschiedener Erkrankungen auftreten, wie beispielsweise einer diabetischen Ketoazidose. Die BGA ist zwar ein invasives Verfahren, aber sie bietet die Möglichkeit, komplexe Säure-Basen-Störungen präzise zu charakterisieren und zu überwachen, was für eine gezielte Therapie unerlässlich ist [s26]. Die Kapnometrie, ein nicht-invasives Verfahren zur Messung des

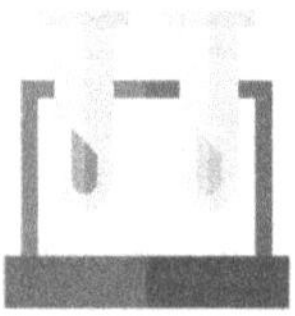

Kohlendioxids in der Ausatemluft (end-tidal CO2, ETCO2), kann in bestimmten Situationen als Ergänzung oder Alternative zur BGA dienen, um den Säure-Basen-Status zu beurteilen, insbesondere bei metabolischen Störungen [s26]. So besteht eine signifikante Korrelation zwischen ETCO2 und Parametern wie HCO3- und pCO2, was die Anwendung der Kapnometrie in Notfallsituationen zur schnellen Beurteilung des metabolischen Status rechtfertigt [s26]. Durch die Kombination der Ergebnisse aus Urinanalyse, BGA und Kapnometrie erhält man ein umfassendes Bild des Säure-Basen-Haushalts und kann so individuelle Maßnahmen zur Optimierung ableiten. Ein erhöhter AG-Wert in der BGA könnte beispielsweise in Kombination mit einem niedrigen Urin-pH-Wert auf eine ernsthafte metabolische Azidose hindeuten und die Notwendigkeit weiterer diagnostischer Schritte und einer entsprechenden Therapie unterstreichen.

Gut zu wissen

Basenüberschuss

Der Basenüberschuss ist ein Maß für die Menge an Basen im Blut und gibt Aufschluss über das Säure-Basen-Gleichgewicht.

Blutgasanalyse

Eine Blutgasanalyse ist eine medizinische Untersuchung, die den Säure-Basen-Haushalt, den Sauerstoffgehalt und den Kohlendioxidgehalt im Blut misst. Sie hilft bei der Diagnose und Überwachung von Erkrankungen, die das Gleichgewicht dieser Werte stören können.

Invasiv

Ein invasives Verfahren ist ein medizinischer Eingriff, der das Eindringen in den Körper erfordert, z. B. durch eine Nadelstich.

Kapnometrie

Die Kapnometrie ist ein Verfahren zur Messung des Kohlendioxidgehalts in der Atemluft.

Blutgasanalyse bei Säure-Basen-Störungen

Vergleich wichtiger Parameter

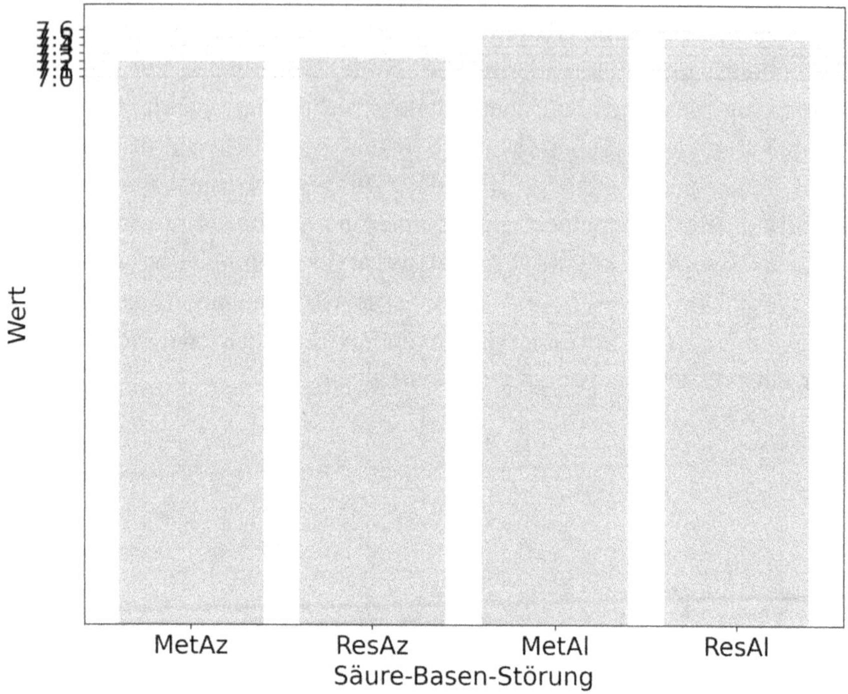

MetAl: Metabolische Alkalose

ResAl: Respiratorische Alkalose

MetAz: Metabolische Azidose

ResAz: Respiratorische Azidose

Dieses Diagramm veranschaulicht typische Blutgaswerte, die bei verschiedenen Säure-Basen-Ungleichgewichten beobachtet werden. Die metabolische Azidose zeigt einen erniedrigten pH-Wert und Bikarbonat, während die respiratorische Azidose einen erniedrigten pH-Wert und einen erhöhten pCO2 aufweist. Umgekehrt ist die metabolische Alkalose durch erhöhten pH-Wert und Bikarbonat gekennzeichnet, die respiratorische Alkalose durch erhöhten pH-Wert und erniedrigten pCO2. Die unterschiedlichen Kompensationsgrade, die sich in den pCO2- und Bikarbonatwerten widerspiegeln, verdeutlichen den Versuch des Körpers, das Säure-Basen-Gleichgewicht wiederherzustellen.

Speicheltest als Indikator

Speicheltests bieten eine zusätzliche, nicht-invasive Methode zur Beurteilung des Säure-Basen-Haushalts, fokussiert jedoch primär auf den Mundraum. Der pH-Wert des Speichels gibt Aufschluss über das dort vorherrschende Milieu und kann, wie beim Urin, mit Indikatorstreifen oder elektronischen Messgeräten ermittelt werden. Ein Speichel-pH von 7,0 gilt als neutral und kennzeichnet in der Regel ein gesundes orales Umfeld [s27]. Werte unterhalb von 7,0 weisen auf ein saures Milieu hin, welches das Risiko für Karies und Parodontitis erhöht [s27]. Ein dauerhaft saures Milieu im Mundraum kann durch verschiedene Faktoren begünstigt werden, unter anderem durch zuckerhaltige Getränke und Nahrungsmittel oder eine unzureichende Mundhygiene. Wer beispielsweise nach dem Genuss säurehaltiger Lebensmittel oder Getränke einen niedrigen Speichel-pH feststellt, kann durch zuckerfreie Kaugummis oder Mundspülungen mit neutralem pH gegensteuern, um die Säure zu neutralisieren und das orale Milieu wieder ins Gleichgewicht zu bringen. Während der Speicheltest wertvolle Hinweise auf die Mundgesundheit liefert, ist er für die umfassende Beurteilung des systemischen Säure-Basen-Haushaltes weniger aussagekräftig als Blut- oder Urinanalysen. Er kann diese jedoch sinnvoll ergänzen, insbesondere bei Verdacht auf Zusammenhänge zwischen oralen Erkrankungen und dem allgemeinen Stoffwechselzustand. So können beispielsweise Patienten mit chronischer Parodontitis und gleichzeitig niedrigem Speichel-pH von einer Ernährungsumstellung und einer verbesserten Mundhygiene profitieren, um sowohl die orale Gesundheit als auch den systemischen Säure-Basen-Haushalt positiv zu beeinflussen. Die regelmäßige Kontrolle des Speichel-pH-Wertes, idealerweise in Kombination mit Urin- und gegebenenfalls Bluttersuchungen, ermöglicht eine gezielte Anpassung der Lebensgewohnheiten und kann so zur Prävention und Behandlung von säurebedingten Beschwerden beitragen.

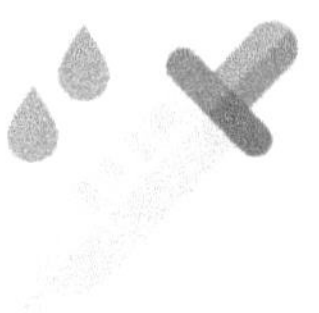

Gut zu wissen

Parodontitis

Parodontitis ist eine Entzündung des Zahnhalteapparates, die unbehandelt zu Zahnverlust führen kann. Ein saures Milieu im Mundraum kann das Risiko für Parodontitis erhöhen.

pH-Wert

Der pH-Wert ist ein Maß für die Konzentration von Wasserstoff-Ionen in einer Lösung und gibt an, wie sauer oder basisch diese ist. Ein pH-Wert von 7 gilt als neutral, Werte unter 7 als sauer und Werte über 7 als basisch. Für den menschlichen Körper ist ein leicht basischer pH-Wert optimal.

systemischen

Bezieht sich auf den gesamten Körper oder Organismus im Gegensatz zu einem lokalen Bereich.

Speicheltest Zuverlässigkeit

Zuverlässigkeit verschiedener Speichel-pH-Tests.

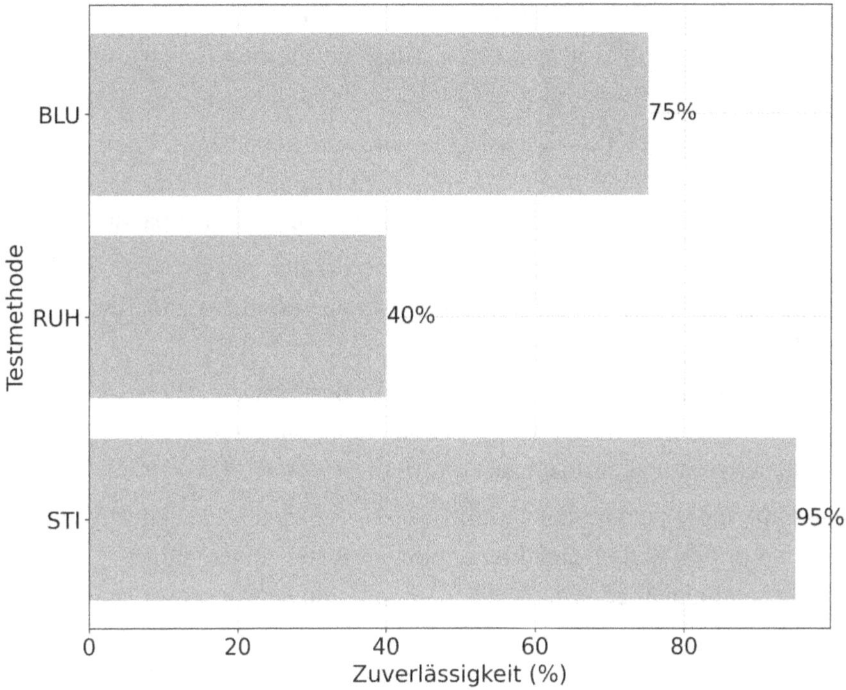

- BLU: Bluttest
- RUH: Ruhe-Speichel
- STI: Stimulierter Speichel

Stimulierte Speicheltests zeigen im Vergleich zu Ruhe-Speichel aufgrund geringerer Variabilität eine höhere Zuverlässigkeit. Ruhe-Speichel bietet zwar Komfort, ist aber aufgrund seiner schwankenden Natur weniger präzise für die Beurteilung des Säure-Basen-Gleichgewichts. Bluttests bleiben der Goldstandard für eine genaue pH-Messung.

Konkrete Ratschläge

- Dokumentieren Sie über einen definierten Zeitraum Ihre Urin-pH-Werte zu verschiedenen Tageszeiten und erstellen Sie eine persönliche pH-Wert-Kurve, um individuelle Schwankungen zu erkennen.
- Vergleichen Sie die Ergebnisse Ihrer Urin-pH-Messungen mit Ihrem Ernährungsprotokoll, um den Einfluss bestimmter Lebensmittel auf Ihren Säure-Basen-Haushalt zu analysieren.
- Testen Sie nach dem Verzehr säurehaltiger Lebensmittel (z.B. Kaffee) den pH-Wert Ihres Urins im Zeitverlauf, um die Geschwindigkeit der körpereigenen Regulation zu beobachten.
- Entwickeln Sie eigene Teststreifen-Farbskalen mit Zwischenstufen, um die pH-Wert-Bestimmung im Urin zu verfeinern und Tendenzen besser zu erfassen.
- Nutzen Sie ein digitales Messgerät für den Urin-pH-Wert und protokollieren Sie die Werte in einer App, um Langzeitdaten zu generieren und grafisch auszuwerten.
- Führen Sie parallel zur Urin-pH-Messung auch Speicheltests durch und prüfen Sie, ob sich hier ähnliche Muster zeigen, um Zusammenhänge zwischen Mundraum und Stoffwechsel zu erkennen.
- Erstellen Sie eine Checkliste für mögliche Störfaktoren bei der Urin-pH-Messung (z.B. Medikamenteneinnahme) und berücksichtigen Sie diese bei der Interpretation Ihrer Ergebnisse.
- Besprechen Sie Ihre selbst erhobenen Daten aus Urin- und Speicheltests mit Ihrem Arzt oder Heilpraktiker, um eine fundierte Einschätzung zu erhalten und gegebenenfalls weitere diagnostische Maßnahmen zu besprechen.

2. 2 Selbstbeobachtung und Körpersignale

Haut, Verdauung und Energielevel liefern wertvolle Hinweise auf das Säure-Basen-Gleichgewicht. Veränderungen im Hautbild wie Trockenheit, Juckreiz oder Bindegewebsschwäche, ebenso wie Verdauungsbeschwerden und ein chronisch niedriges Energieniveau können auf ein Ungleichgewicht hindeuten. Diese Signale zu erkennen und richtig zu deuten, ist jedoch komplex, da sie vielfältige Ursachen haben können. Erfahren Sie in diesem Kapitel, wie Sie Ihre Körpersignale beobachten und interpretieren, um Ihre Gesundheit aktiv zu unterstützen.

Die Kombination der Selbstbeobachtung von Hautbild, Verdauung und Energieniveau liefert ein umfassendes Bild des Säure-Basen-Haushaltes und ermöglicht gezielte Maßnahmen zur Verbesserung des Wohlbefindens.

Hautbild und Gewebezustand als Indikatoren

Haut und Gewebe können Hinweise auf eine mögliche Übersäuerung liefern, obwohl sie keine endgültige Diagnose ersetzen. Ein veränderter Säure-Basen-Haushalt kann sich unter anderem durch ein trockenes, schuppiges Hautbild, Juckreiz oder verstärkte Neigung zu Ekzemen und Entzündungen äußern. Auch eine verminderte Elastizität und Spannkraft der Haut können Anzeichen sein. Der Körper versucht, überschüssige Säuren über die Haut auszuscheiden, was zu diesen Irritationen führen kann. Bindegewebsschwäche, erkennbar an Besenreisern, Cellulite oder einem allgemeinen Gefühl von Schlaffheit, kann ebenfalls auf eine chronische Übersäuerung hindeuten. Das Bindegewebe dient als Speicher für Säuren, wenn die primären Ausscheidungswege über Nieren und Lunge überlastet sind. Durch die Einlagerung von Säuren im Bindegewebe verändert sich dessen Struktur und Funktion. Es verliert an Festigkeit und Elastizität. Beobachten Sie Ihre Haut und Ihr Gewebe regelmäßig. Dokumentieren Sie Veränderungen, um Muster zu erkennen und diese mit anderen Symptomen abzugleichen. Sollten Sie Auffälligkeiten feststellen, kann eine gezielte Ernährungsumstellung, reich an basenbildenden Lebensmitteln wie Gemüse und Obst, dazu beitragen, den Säure-Basen-Haushalt wieder ins Gleichgewicht zu bringen. Achten Sie auf eine ausreichende Flüssigkeitszufuhr, vorzugsweise in Form von stillem Wasser oder ungesüßten Kräutertees. Dies unterstützt die Nieren bei der Ausscheidung von Säuren. Zusätzlich können basische Bäder oder basische Körperwickel die Haut bei der Entsäuerung unterstützen und so Juckreiz und Irritationen lindern. Eine regelmäßige Selbstmassage mit einer Bürste oder einem Massagehandschuh kann die Durchblutung und den Lymphfluss fördern und so den Abtransport von Stoffwechselprodukten, unter anderem auch Säuren, aus dem Gewebe unterstützen. Werden die Anzeichen einer möglichen Übersäuerung frühzeitig erkannt und Maßnahmen ergriffen, kann das Wohlbefinden gesteigert und die Hautgesundheit verbessert werden. Chronische Übersäuerung kann den Körper belasten und langfristig zu gesundheitlichen Problemen führen. Die Selbstbeobachtung und das Erkennen von Körpersignalen sind daher unerlässlich, um rechtzeitig gegenzusteuern. Eine gesunde Lebensweise mit ausgewogener Ernährung, ausreichend Bewegung und Stressmanagement ist die Grundlage für einen ausgeglichenen Säure-Basen-Haushalt. Ergänzend können gezielte Maßnahmen wie basische Bäder, Massagen oder die Einnahme von basischen Mineralstoffen unterstützend wirken. Beachten Sie jedoch, dass die genannten Haut- und Gewebeveränderungen auch andere Ursachen haben können. Bei anhaltenden Beschwerden oder Unsicherheiten sollten Sie einen Arzt oder Heilpraktiker konsultieren, um die Ursachen abzuklären und eine geeignete Therapie einzuleiten. Eine professionelle Diagnostik kann helfen, den Säure-Basen-Haushalt zu bestimmen und individuelle Maßnahmen zu entwickeln. Die Selbstbeobachtung dient als wertvolle Ergänzung, um Veränderungen frühzeitig zu erkennen und den Therapieerfolg zu unterstützen. Achten Sie auf die Signale Ihres Körpers und handeln Sie entsprechend, um Ihre Gesundheit und Ihr Wohlbefinden zu fördern. Eine gesunde und strahlende Haut sowie ein elastisches Bindegewebe sind nicht nur Zeichen von Schönheit, sondern auch Indikatoren für einen funktionierenden Stoffwechsel und ein inneres Gleichgewicht. Indem Sie auf Ihren Körper achten und ihm die notwendige Unterstützung geben, investieren Sie in Ihre langfristige Gesundheit und Lebensqualität. Die Beobachtung von Haut und Gewebe kann Ihnen dabei helfen, frühzeitig auf Ungleichgewichte zu reagieren und präventiv Maßnahmen zu ergreifen.

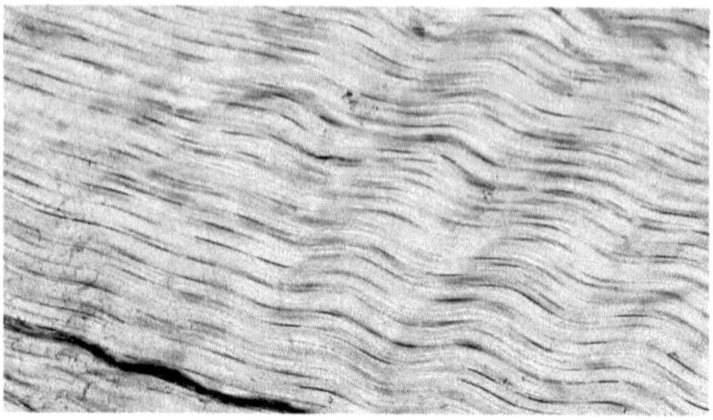

Bindegewebe [i21]

Gut zu wissen

Bindegewebsschwäche

Bindegewebsschwäche ist ein Zustand, bei dem das Bindegewebe, das verschiedene Strukturen im Körper stützt und verbindet, an Festigkeit und Elastizität verliert. Eine mögliche Ursache kann eine chronische Übersäuerung sein, die die Struktur des Bindegewebes beeinträchtigt.

Ekzem

Ein Ekzem ist eine nicht-ansteckende, entzündliche Hauterkrankung, die durch Juckreiz, Rötung, Schuppung und Bläschenbildung gekennzeichnet ist. Bei Verdacht auf ein Ekzem im Zusammenhang mit Übersäuerung sollten Sie einen Arzt oder Heilpraktiker konsultieren.

Stoffwechselprodukte

Stoffwechselprodukte sind Substanzen, die im Körper während des Stoffwechsels entstehen. Dazu gehören auch Säuren, die über verschiedene Wege, wie Nieren, Lunge, Haut und Darm, ausgeschieden werden müssen.

Hautmanifestationen der Übersäuerung

Häufige Hautveränderungen im Zusammenhang mit Übersäuerung.

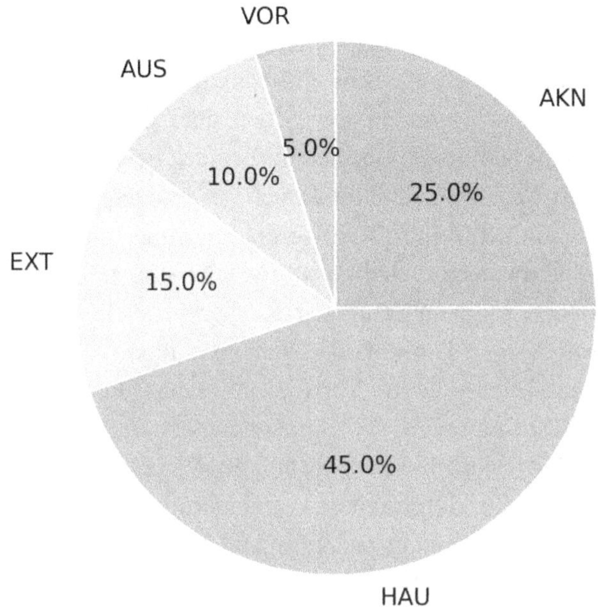

AKN: Akne

AUS: Ausschlag

EXT: Ekzem

HAU: Trockene Haut

VOR: Vorzeitige Alterung

Dieses Diagramm zeigt die Häufigkeit verschiedener Hautprobleme, die möglicherweise mit einem zu sauren inneren Milieu zusammenhängen. Trockene Haut scheint die häufigste Manifestation zu sein, was auf einen erhöhten Bedarf an Flüssigkeitszufuhr und mögliche Ernährungsumstellungen hindeutet. Das Auftreten von Akne und Ekzemen, obwohl seltener als trockene Haut, stellt immer noch einen erheblichen Anteil dar und unterstreicht den potenziellen Einfluss von Säure auf entzündliche Hauterkrankungen. Weniger häufige Probleme wie Hautausschläge und vorzeitige Hautalterung unterstreichen die umfassenderen Auswirkungen eines unausgeglichenen pH-Werts. Die Behandlung dieser Probleme kann Strategien zur Reduzierung der Säure und zur Unterstützung der allgemeinen Hautgesundheit umfassen.

Verdauungssymptome richtig deuten

Verdauungsbeschwerden liefern wertvolle Hinweise auf den Zustand des Säure-Basen-Gleichgewichts. Sie ergänzen die Beobachtung von Haut und Bindegewebe und ermöglichen ein umfassenderes Bild. Verschiedene Symptome können auf eine Übersäuerung hindeuten, sollten aber immer im Kontext weiterer Anzeichen betrachtet und nicht isoliert bewertet werden. So kann beispielsweise ein aufgeblähter Bauch, verbunden mit Völlegefühl und Blähungen, auf eine gestörte Verdauung und einen möglichen Säureüberschuss hinweisen. Auch Sodbrennen, saures Aufstoßen und Magendruck können Indizien sein. Der Körper versucht, überschüssige Säure über den Magen-Darm-Trakt auszuscheiden, was zu diesen Reizerscheinungen führen kann. Verstopfung oder Durchfall – beides Extreme der Darmtätigkeit – können ebenfalls mit einem Ungleichgewicht im Säure-Basen-Haushalt in Verbindung stehen. Eine gestörte Darmflora, die durch eine Übersäuerung begünstigt werden kann, beeinflusst die Verdauungsprozesse und kann zu unregelmäßigem Stuhlgang führen. Chronische Übersäuerung kann die Darmwände reizen und ihre Funktion beeinträchtigen. Beobachten Sie Ihre Verdauungsmuster und notieren Sie Auffälligkeiten wie Häufigkeit, Konsistenz und Begleiterscheinungen des Stuhlgangs sowie das Auftreten von Magenbeschwerden. Ein Ernährungstagebuch kann helfen, Zusammenhänge zwischen der Nahrungsaufnahme und den Symptomen zu erkennen. Wenn Sie häufig unter Verdauungsbeschwerden leiden, kann eine Ernährungsumstellung, die den Säure-Basen-Haushalt berücksichtigt, Linderung verschaffen. Integrieren Sie vermehrt basenbildende Lebensmittel wie grünes Blattgemüse, Salatgurke oder Zucchini in Ihren Speiseplan. Reduzieren Sie säurebildende Nahrungsmittel wie Fleisch, Käse und Weißmehlprodukte. Achten Sie auf eine ausreichende Flüssigkeitszufuhr, um die Ausscheidung von Stoffwechselprodukten zu unterstützen. Trinken Sie über den Tag verteilt stilles Wasser oder ungesüßte Kräutertees. Kauen Sie Ihre Nahrung gründlich, um die

Verdauung zu erleichtern, und nehmen Sie sich Zeit für Ihre Mahlzeiten, um Stress zu vermeiden. Chronischer Stress kann die Magensäureproduktion erhöhen und Verdauungsbeschwerden verstärken. Entspannungstechniken wie Yoga, Meditation oder autogenes Training können helfen, Stress abzubauen und die Verdauung zu harmonisieren. Bei anhaltenden oder starken Verdauungsbeschwerden ist es ratsam, einen Arzt oder Heilpraktiker zu konsultieren. Dieser kann die Ursachen abklären und eine geeignete Therapie empfehlen. Die Selbstbeobachtung Ihrer Verdauung ist ein wichtiger Schritt, um Ihre Gesundheit selbst in die Hand zu nehmen und frühzeitig auf Ungleichgewichte zu reagieren. In Kombination mit der Beobachtung anderer Körpersignale, wie Hautbild und Gewebezustand, erhalten Sie ein umfassendes Bild Ihres Säure-Basen-Haushaltes und können gezielte Maßnahmen ergreifen, um Ihr Wohlbefinden zu steigern.

Gut zu wissen

Autogenes Training

Autogenes Training kann durch gezielte Entspannungstechniken die Auswirkungen von Stress auf den Körper reduzieren und so die Säureproduktion im Magen mindern, was wiederum Verdauungsbeschwerden lindern kann.

Bindegewebe

Das Bindegewebe kann durch eine Übersäuerung an Elastizität verlieren und somit zu einem verminderten Lymphfluss führen. Eine basenreiche Ernährung kann dazu beitragen, die Gesundheit des Bindegewebes zu erhalten und somit den Abtransport von sauren Stoffwechselprodukten zu fördern.

Heilpraktiker

Heilpraktiker können bei der Diagnose und Behandlung von Übersäuerung helfen, indem sie individuelle Therapiepläne erstellen, die Ernährung, Bewegung und Entspannungstechniken umfassen.

Häufige Verdauungsbeschwerden

Häufigkeit von Verdauungsproblemen im Zusammenhang mit Übersäuerung.

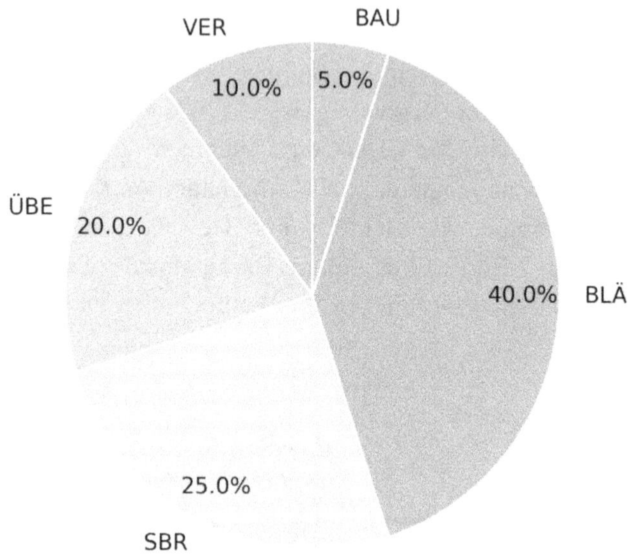

BAU: Bauchschmerzen
BLÄ: Blähungen
SBR: Sodbrennen
ÜBE: Übelkeit
VER: Verdauungsstörungen

Blähungen scheinen das häufigste Symptom zu sein, das diejenigen, die unter Verdauungsbeschwerden im Zusammenhang mit Übersäuerung leiden, erheblich beeinträchtigt. Sodbrennen und Verdauungsstörungen sind ebenfalls recht häufig, was auf einen möglichen Zusammenhang mit überschüssiger Magensäure hindeutet. Übelkeit und Bauchschmerzen tragen zwar weniger häufig, aber dennoch zum allgemeinen Unbehagen bei, was auf eine umfassendere Beeinträchtigung der Verdauungsgesundheit hindeutet. Die Behandlung der Ursache der Übersäuerung könnte möglicherweise all diese Symptome lindern.

Energieniveau und Leistungsfähigkeit bewerten

Energieniveau und Leistungsfähigkeit bieten aufschlussreiche Einblicke in das Säure-Basen-Gleichgewicht. Neben den bereits erwähnten Aspekten von Haut und Verdauung, komplettiert die Betrachtung des Energiehaushaltes das Gesamtbild. Ein dauerhaft niedriges Energieniveau, begleitet von verminderter Leistungsfähigkeit, kann auf eine latente Übersäuerung hindeuten [s28]. Die Ernährung beeinflusst die körpereigene Säureproduktion, die sogenannte netto endogene Säureproduktion. Ein erhöhter Wert dieser Säureproduktion korreliert mit reduzierter Muskelmasse und damit einhergehend einer eingeschränkten Leistungsfähigkeit [s28]. Vor allem der Proteinkonsum wirkt sich direkt auf diesen Wert aus. Eine gezielte Mineralstoffzufuhr, insbesondere von Kalium und Magnesium, kann die Säureproduktion senken und die Leistungsfähigkeit positiv beeinflussen [s28]. Um das persönliche Energieniveau und die Leistungsfähigkeit zu beurteilen, empfiehlt sich eine regelmäßige Selbstbeobachtung. Führen Sie ein Tagebuch, in dem Sie Ihren Energielevel über den Tag hinweg dokumentieren – von morgens nach dem Aufwachen bis abends vor dem Schlafengehen. Vermerken Sie zusätzlich Ihre sportliche und geistige Leistungsfähigkeit. Achten Sie dabei auf Muster und Zusammenhänge mit Ihrer Ernährung, Ihrem Schlaf und Stressfaktoren. So können Sie beispielsweise feststellen, ob bestimmte Lebensmittel oder Situationen Ihren Energiehaushalt beeinflussen. Ergänzend zur Dokumentation des Energielevels bietet die Überwachung der körperlichen Belastbarkeit weitere Erkenntnisse. Notieren Sie die Intensität und Dauer Ihrer Trainingseinheiten und achten Sie auf Anzeichen von Ermüdung. Die Analyse von Blutlaktat kann Aufschluss über den anaeroben Stoffwechsel und die Ermüdungsresistenz geben [s29]. Oxidativer Stress, messbar durch spezifische Biomarker, liefert Informationen über den Gesundheitszustand und die Anpassungsfähigkeit an Belastungen [s29]. Beachten Sie jedoch, dass

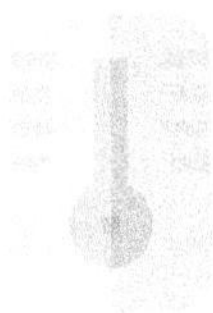

diese Werte je nach Trainingshistorie und Lebensstil variieren können [s29]. Die Kombination aus Selbstbeobachtung und gezielten Messungen ermöglicht ein umfassendes Verständnis der eigenen Leistungsfähigkeit und deren Zusammenhang mit dem Säure-Basen-Haushalt. Durch die Berücksichtigung dieser Informationen können Sie Ihre Ernährung und Ihr Training optimieren und so Ihre Gesundheit und Ihr Wohlbefinden fördern.

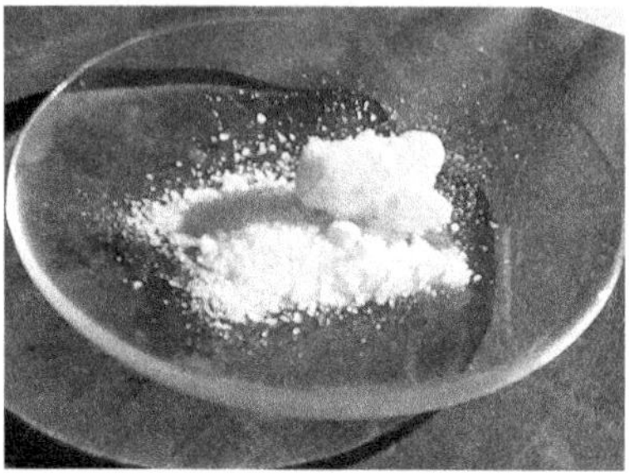

Kalium [i22]

Gut zu wissen

Biomarker

Messbare biologische Indikatoren, die Informationen über den Gesundheitszustand und die körperlichen Prozesse liefern, wie z.B. den oxidativen Stress und helfen können, die Auswirkungen der Übersäuerung zu beurteilen.

Blutlaktat

Die Laktatkonzentration im Blut kann Aufschluss über die anaerobe Energiegewinnung und die Übersäuerung der Muskulatur geben und ist somit ein Indikator für die körperliche Belastbarkeit im Zusammenhang mit dem Säure-Basen-Haushalt.

Netto endogene Säureproduktion

Die Menge an Säure, die der Körper selbst produziert, wird durch die Ernährung beeinflusst und kann durch eine gezielte Mineralstoffzufuhr reguliert werden, um das Säure-Basen-Gleichgewicht zu unterstützen.

Oxidativer Stress

Ein Ungleichgewicht zwischen freien Radikalen und Antioxidantien im Körper, das durch verschiedene Faktoren, einschließlich Übersäuerung, beeinflusst werden kann und die Leistungsfähigkeit beeinträchtigt.

Energieniveaus und pH-Gleichgewicht

Zusammenhang zwischen wahrgenommenen Energieniveaus und dem pH-Wert des Körpers.

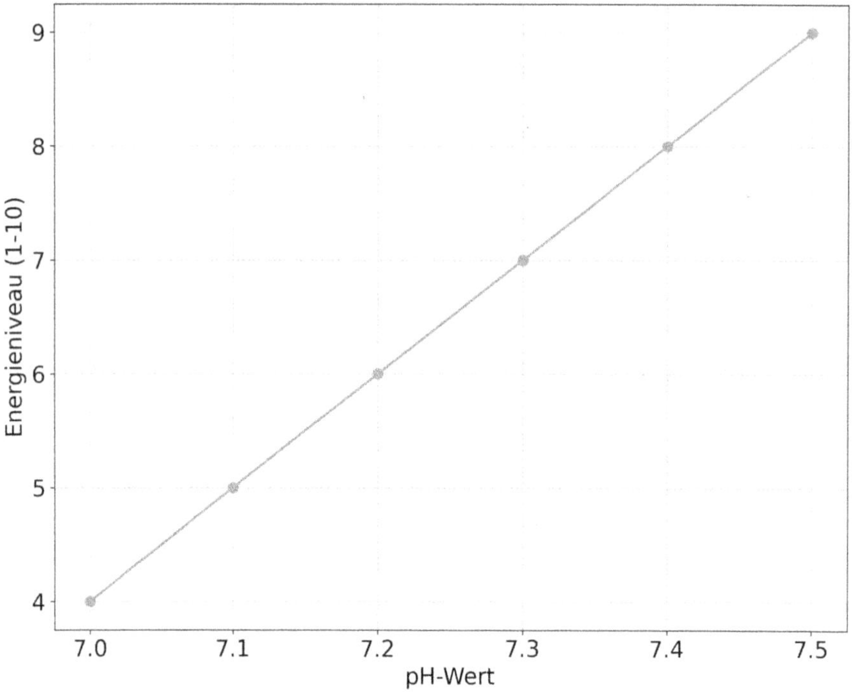

Diese Tabelle deutet auf einen positiven Zusammenhang zwischen einem eher alkalischen pH-Wert und einem höheren wahrgenommenen Energieniveau hin. Wenn der pH-Wert in Richtung eines leicht alkalischen Zustands ansteigt, neigen die Energieniveaus dazu, zu steigen. Es ist jedoch wichtig zu beachten, dass Korrelation nicht gleich Kausalität ist und andere Faktoren das Energieniveau beeinflussen. Die Aufrechterhaltung eines ausgeglichenen pH-Werts ist wahrscheinlich ein Faktor, der zum allgemeinen Wohlbefinden und zur Energie beiträgt.

Konkrete Ratschläge

- Spüren Sie bewusst in Ihren Körper hinein und achten Sie auf wiederkehrende Verspannungen, die auf eine chronische Belastung hindeuten könnten.
- Führen Sie ein "Körpergefühl-Tagebuch": Notieren Sie täglich, wie sich Ihre Haut anfühlt (trocken, juckend, geschmeidig) und ob Ihr Bindegewebe straff oder eher schlaff erscheint.
- Konzentrieren Sie sich beim Duschen auf die Temperaturwahrnehmung Ihrer Haut: Fühlt sie sich schnell heiß oder kalt an? Das kann ein Indiz für die Durchblutung sein.
- Nehmen Sie sich morgens Zeit, Ihren Körper im Spiegel zu betrachten: Achten Sie auf Veränderungen im Hautbild, z.B. Rötungen oder Schwellungen und dokumentieren Sie diese.
- Üben Sie sich in Achtsamkeit: Wie fühlt sich Ihr Bauch nach dem Essen an? Leicht und beschwingt oder schwer und aufgebläht?
- Verbinden Sie Ihre Selbstmassage mit einer Atemübung: Atmen Sie beim Ausstreichen der Haut tief ein und beim Loslassen aus, um die Entspannung zu fördern.
- Wenn Sie unter Verspannungen leiden: Wo genau im Körper spüren Sie diese? Welche Emotionen könnten damit verbunden sein?
- Achten Sie auf Ihre Stimmungsschwankungen: Sind Sie häufig gereizt oder fühlen sich niedergeschlagen? Dies könnte ein Zeichen für ein Ungleichgewicht sein.
- Reflektieren Sie Ihren Tagesablauf: Welche Tätigkeiten geben Ihnen Energie, welche rauben Ihnen Kraft? Ihr Körpergefühl kann Ihnen wertvolle Hinweise liefern.

2. 3 Professionelle Diagnostik

Unspezifische Symptome wie Müdigkeit, Verdauungsbeschwerden oder Hautprobleme können auf eine chronische Übersäuerung hindeuten. Eine professionelle Diagnostik ist essentiell, um die Ursachen zu identifizieren und zwischen tatsächlicher Übersäuerung und anderen Erkrankungen zu unterscheiden. Diese umfasst neben der Anamnese und klassischen Laborparametern auch die Betrachtung individueller Faktoren wie Ernährung, Stress und genetische Veranlagung. Die Interpretation der Ergebnisse erfordert ein ganzheitliches Verständnis des Säure-Basen-Haushaltes und der individuellen Stoffwechselsituation. Es gibt keine allgemeingültigen Grenzwerte, da die Auswirkungen einer Übersäuerung individuell variieren. Erfahren Sie in diesem Kapitel, wie eine professionelle Diagnostik Ihnen helfen kann, die Ursachen Ihrer Beschwerden zu verstehen und den Weg zu einem gesunden Säure-Basen-Gleichgewicht zu finden.

Eine umfassende Diagnose von Übersäuerung erfordert sowohl konventionelle medizinische Tests als auch eine ganzheitliche Betrachtung des individuellen Lebensstils und der Konstitution, um die zugrundeliegenden Ursachen zu identifizieren und einen personalisierten Behandlungsplan zu entwickeln.

Ganzheitliche Untersuchungsverfahren

Ganzheitliche Untersuchungsverfahren betrachten Übersäuerung nicht isoliert, sondern im Kontext des gesamten Organismus und seiner individuellen Lebensumstände. Sie berücksichtigen neben den klassischen Laborparametern auch Faktoren wie Ernährungsgewohnheiten, Stresslevel, Schlafqualität, Bewegung und genetische Veranlagung. Ein rein auf den pH-Wert des Blutes fokussierter Ansatz greift zu kurz, da der Körper über komplexe Puffersysteme verfügt, die den Blut-pH-Wert in einem engen Bereich halten. Chronische Übersäuerung äußert sich eher in subklinischen Symptomen wie Müdigkeit, Abgeschlagenheit, Verdauungsbeschwerden, Muskelverspannungen oder Hautproblemen. Diese unspezifischen Symptome erfordern eine umfassende Diagnostik, um die zugrundeliegenden Ursachen zu identifizieren.

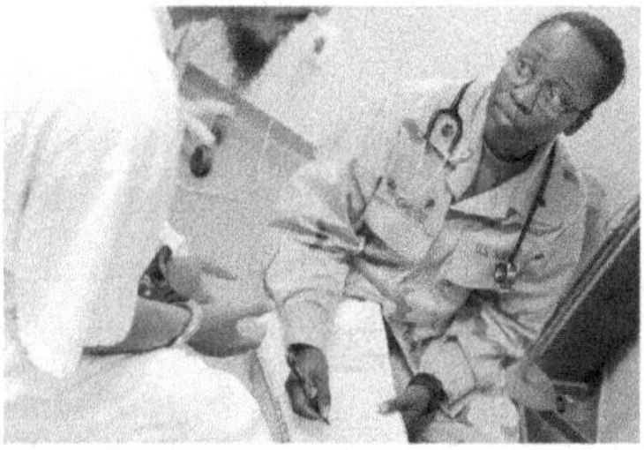

Anamnese [i23]

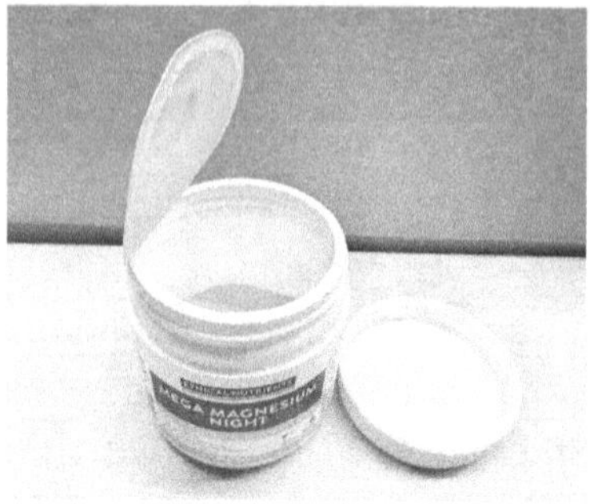

Magnesiumsupplementation
[i24]

Ein elementarer Schritt ist die detaillierte Anamnese, also die Erhebung der Krankengeschichte und der aktuellen Beschwerden. Hierbei spielen die individuellen Lebensumstände, Ernährungsvorlieben, aber auch familiäre Vorbelastungen eine wichtige Rolle. Ein Ernährungstagebuch kann helfen, Ernährungsfehler und säurebildende Lebensmittel zu identifizieren. Zusätzlich zur Anamnese kommen verschiedene Laboruntersuchungen zum Einsatz. Neben dem pH-Wert des Urins, der im Tagesverlauf schwankt und daher über mehrere Messungen erfasst werden sollte, können auch Parameter wie Bicarbonat, Basenüberschuss und Mineralstoffkonzentrationen im Blut Aufschluss über den Säure-Basen-Haushalt geben. Eine Stuhluntersuchung kann Hinweise auf die Darmflora und mögliche Dysbiosen liefern, die den Stoffwechsel und die Säurebildung beeinflussen. Durch eine Haarmineralanalyse lässt sich die langfristige Versorgung mit Mineralstoffen beurteilen, die für die Pufferkapazität des Körpers unerlässlich sind. Besteht beispielsweise ein chronischer Magnesiummangel, kann dies die Regulation des Säure-Basen-Haushalts beeinträchtigen und zu einer latenten Übersäuerung beitragen. In solchen Fällen kann eine gezielte Magnesiumsupplementation sinnvoll sein, die Dosierung sollte jedoch individuell angepasst und ärztlich begleitet werden. Ergänzend zu den Laboruntersuchungen können auch Verfahren aus der Komplementärmedizin herangezogen werden. Die Bioelektronische Funktionsdiagnostik (BFD) misst beispielsweise den pH-Wert, den Redoxwert und den Leitwert in verschiedenen Körperflüssigkeiten wie Speichel, Urin und Blut und gibt so Aufschluss über den Funktionszustand der Zellen und des Stoffwechsels. Die Dunkelfeldmikroskopie ermöglicht die Beurteilung des lebendigen Blutes und kann Hinweise auf Stoffwechselstörungen,

Entzündungen oder eine gestörte Mikrozirkulation liefern. Auch die Kinesiologie, ein Verfahren aus der Alternativmedizin, kann im Rahmen der ganzheitlichen Diagnostik eingesetzt werden, um energetische Blockaden und Ungleichgewichte im Körper aufzudecken, die mit einer Übersäuerung in Zusammenhang stehen können. Die Interpretation der Untersuchungsergebnisse erfolgt immer im Gesamtkontext und unter Berücksichtigung der individuellen Konstitution des Patienten. Es gibt keine standardisierten Grenzwerte für eine Übersäuerung, da die Symptome und die Auswirkungen auf den Organismus individuell unterschiedlich sein können. Ziel der ganzheitlichen Diagnostik ist es, die Ursachen der Übersäuerung zu identifizieren und

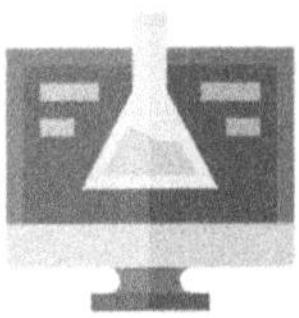

individuelle Therapieansätze zu entwickeln. Diese können neben Ernährungsumstellung und Stressmanagement auch Maßnahmen wie Entsäuerungskuren, Basenbäder, oder die Einnahme von basischen Mineralstoffpräparaten umfassen. Die Auswahl der geeigneten Therapiemaßnahmen sollte in Absprache mit einem erfahrenen Therapeuten oder Arzt erfolgen. Durch eine Kombination aus konventionellen Laboruntersuchungen, Anamnese und gegebenenfalls komplementärmedizinischen Verfahren lässt sich ein umfassendes Bild des Säure-Basen-Haushaltes und der individuellen Stoffwechselsituation erstellen. Dieses bildet die Grundlage für eine gezielte und nachhaltige Therapie der Übersäuerung und die Wiederherstellung des natürlichen Gleichgewichts im Körper. Eine regelmäßige Kontrolle der relevanten Parameter hilft, den Therapieerfolg zu überprüfen und die Maßnahmen gegebenenfalls anzupassen. So kann man langfristig die Gesundheit erhalten und das Wohlbefinden steigern. Eine basenreiche Ernährung mit viel Obst und Gemüse, regelmäßige Bewegung an der frischen Luft und ausreichend Schlaf sind wichtige Eckpfeiler für einen ausgeglichenen Säure-Basen-Haushalt. Zusätzlich können gezielte Entspannungsübungen helfen, Stress abzubauen und die körpereigenen Regulationsmechanismen zu unterstützen. Wie bei allen gesundheitlichen Fragen ist es ratsam, sich professionell beraten zu lassen und die Therapie individuell auf die eigenen Bedürfnisse abzustimmen.

Gut zu wissen

Dunkelfeldmikroskopie

Die Dunkelfeldmikroskopie ermöglicht die Beurteilung des lebendigen Blutes und kann Hinweise auf Stoffwechselstörungen, Entzündungen oder eine gestörte Mikrozirkulation liefern, die mit einer Übersäuerung einhergehen können.

Laboruntersuchungen

Laboruntersuchungen liefern objektive Daten zum Säure-Basen-Haushalt. Neben dem pH-Wert des Urins können Parameter wie Bicarbonat, Basenüberschuss und Mineralstoffkonzentrationen im Blut Aufschluss über das Ausmaß der Übersäuerung geben.

Magnesiumsupplementation

Bei einem nachgewiesenen Magnesiummangel kann eine gezielte Magnesiumsupplementation sinnvoll sein, um die Regulation des Säure-Basen-Haushaltes zu unterstützen. Die Dosierung sollte individuell angepasst und ärztlich begleitet werden.

Mineralstoffkonzentrationen

Mineralstoffe wie Magnesium, Calcium und Kalium spielen eine wichtige Rolle bei der Regulation des Säure-Basen-Haushalts. Eine Analyse der Mineralstoffkonzentrationen im Blut kann helfen, mögliche Defizite zu identifizieren, die zu einer Übersäuerung beitragen können.

Diagnosemethoden für Azidose

Genauigkeit, Kosten und Aufwand von Azidose-Diagnosemethoden.

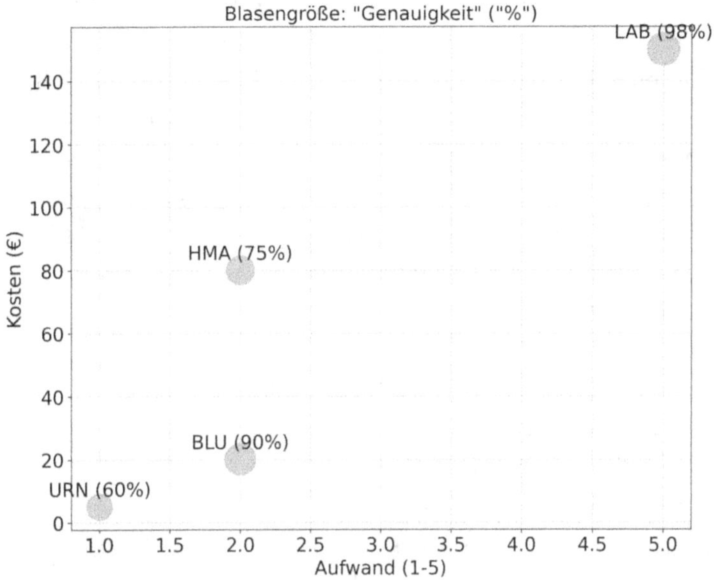

Blasengröße: Genauigkeit (%)

BLU: Bluttest

HMA: Haaranalyse

LAB: Erweiterte Labortests

URN: Urintest

Bluttests bieten hohe Genauigkeit bei moderaten Kosten und geringem Aufwand und sind daher ideal für die Erstdiagnose. Urintests sind zwar weniger genau, aber sehr kostengünstig und mühelos und daher potenziell nützlich für die Vorab- oder laufende Überwachung. Erweiterte Labortests bieten die höchste Genauigkeit, sind aber mit höheren Kosten und größerem Aufwand verbunden, was ihren Einsatz bei komplexen oder unklaren Fällen nahelegt. Die Haaranalyse bietet eine moderate Genauigkeit bei geringem Aufwand, aber höheren Kosten und ist potenziell nützlich für die Bewertung langfristiger Trends.

Zusammenarbeit mit Heilpraktikern und Ärzten

Die Zusammenarbeit mit Heilpraktikern und Ärzten kann bei der Behandlung von Übersäuerung von großem Nutzen sein, insbesondere wenn konventionelle medizinische Ansätze allein keine ausreichende Linderung verschaffen. Während Ärzte meist auf die Behandlung akuter Symptome und die Diagnostik mittels laboruntersuchungen fokussiert sind, betrachten Heilpraktiker oft den Menschen ganzheitlicher und berücksichtigen neben körperlichen auch emotionale und energetische Aspekte. Diese unterschiedlichen Perspektiven können sich ergänzen und zu einem umfassenderen Therapiekonzept führen. Ein Arzt kann durch Blut- und Urinanalysen den Säure-Basen-Status überprüfen und organische Ursachen für eine Übersäuerung ausschließen oder bestätigen. Sollte ein Mangel an bestimmten Mineralstoffen wie Magnesium oder Kalium festgestellt werden, kann er entsprechende Supplementierungen empfehlen. Finden sich keine eindeutigen organischen Ursachen, kann die Zusammenarbeit mit einem Heilpraktiker sinnvoll sein.

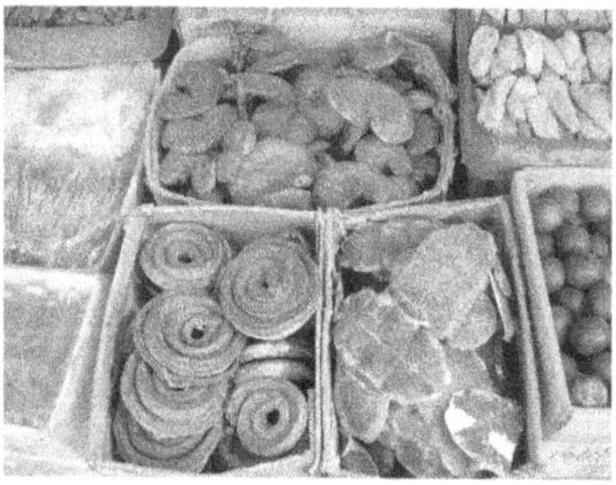

Traditionelle Chinesische Medizin [i25]

Heilpraktiker nutzen oft Methoden wie die Traditionelle Chinesische Medizin (TCM), Phytotherapie oder Homöopathie, um den Säure-Basen-Haushalt zu regulieren. Sie können unter anderem Ernährungsberatungen anbieten, die über die gängigen Empfehlungen hinausgehen und individuell auf die Konstitution des Patienten abgestimmt sind. Entspannungsverfahren wie Yoga, Meditation oder autogenes_training, die Heilpraktiker häufig in ihr Behandlungskonzept integrieren, können helfen, Stress zu reduzieren, der als ein Faktor für Übersäuerung gilt. So könnte ein Heilpraktiker bei Verdauungsbeschwerden, die im Zusammenhang mit Übersäuerung stehen, neben einer Ernährungsumstellung auch pflanzliche Bittermittel empfehlen, um die Verdauungsfunktion zu unterstützen. Die optimale Zusammenarbeit zwischen Arzt und Heilpraktiker erfordert eine offene Kommunikation und den Austausch relevanter Informationen. Der Patient sollte beide Behandler über die jeweils anderen Therapien informieren, um Wechselwirkungen oder Kontraindikationen zu vermeiden. Eine gut koordinierte Zusammenarbeit zwischen Arzt und Heilpraktiker kann dazu beitragen, die Behandlung von Übersäuerung zu optimieren und die Selbstheilungskräfte des Körpers zu aktivieren. Der Patient profitiert von der Kombination aus schulmedizinischer Diagnostik und Therapie sowie den ganzheitlichen

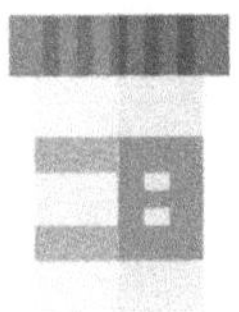

Ansätzen der Naturheilkunde. So kann ein individueller Behandlungsplan erstellt werden, der sowohl die Ursachen als auch die Symptome der Übersäuerung berücksichtigt. Eine solche integrative Herangehensweise kann den Weg zu einem ausgeglichenen Säure-Basen-Haushalt und mehr Wohlbefinden ebnen. Die Wahl der geeigneten Therapeuten und die Gestaltung der Zusammenarbeit liegen in der Verantwortung des Patienten. Es empfiehlt sich, sich im Vorfeld über die jeweiligen Qualifikationen und Behandlungsschwerpunkte zu informieren und das persönliche Vertrauen in die Behandler zu berücksichtigen.

Schwerpunkt Säure-Basen-Haushalt

Schwerpunkt verschiedener Ärzte auf Säure-Basen-Ungleichgewichte.

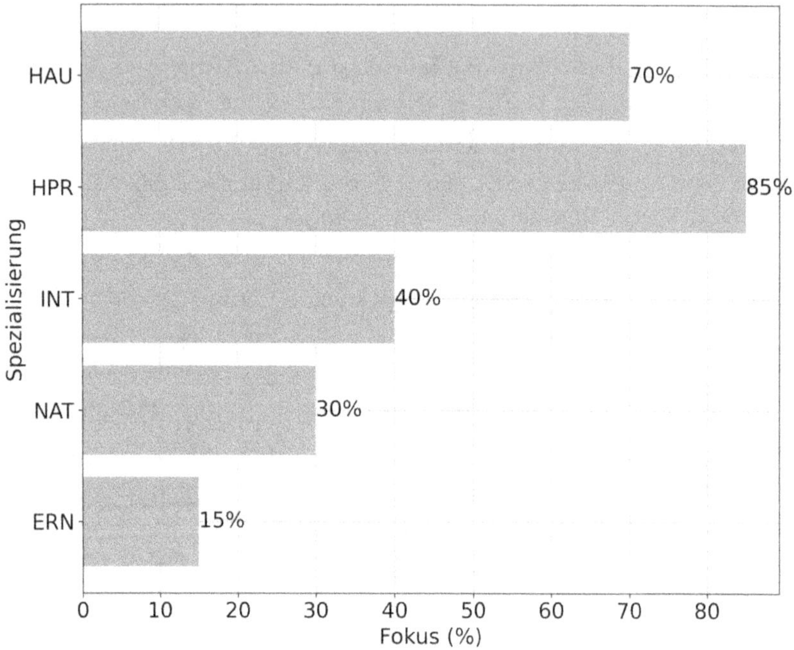

ERN: Ernährungsberater
HPR: Hausärzte
NAT: Heilpraktiker
HAU: Hautärzte
INT: Internisten

Heilpraktiker zeigen einen stärkeren Fokus auf Säure-Basen-Störungen im Vergleich zu Hausärzten. Auch Ernährungsberater legen einen deutlichen Schwerpunkt darauf und heben den ernährungsbedingten Aspekt dieses Gesundheitsproblems hervor. Während Internisten sich mit inneren Ungleichgewichten befassen, ist ihr Fokus auf den Säure-Basen-Haushalt geringer. Hautärzte haben den geringsten Fokus, was darauf hindeutet, dass dies für ihre Spezialisierung weniger zentral ist.

Konkrete Ratschläge

- Reflektieren Sie Ihre Selbsttest-Ergebnisse kritisch und hinterfragen Sie, ob diese mit Ihrem allgemeinen Körpergefühl übereinstimmen.
- Suchen Sie den Dialog mit Fachleuten: Besprechen Sie Ihre Selbsttestergebnisse und Ihr Körpergefühl mit einem Arzt oder Heilpraktiker für eine professionelle Diagnostik.
- Betrachten Sie die professionelle Diagnostik als Ergänzung zu Ihren Selbsttests, um ein umfassenderes Bild Ihres Gesundheitszustandes zu erhalten.
- Nutzen Sie die professionelle Diagnostik, um individuelle Risikofaktoren zu identifizieren, die Ihnen durch Selbsttests verborgen bleiben könnten.
- Lassen Sie durch professionelle Diagnostik abklären, ob hinter Ihren Symptomen, die Sie durch Selbsttests festgestellt haben, möglicherweise andere gesundheitliche Ursachen stecken.
- Scheuen Sie sich nicht, mehrere Expertenmeinungen einzuholen, um verschiedene Perspektiven auf Ihre Selbsttest-Ergebnisse und Ihr Befinden zu bekommen.
- Verlassen Sie sich nicht ausschließlich auf Selbsttests: Professionelle Diagnostik kann Ihnen helfen, Zusammenhänge zu erkennen, die Ihnen selbst nicht ersichtlich sind.
- Sehen Sie professionelle Diagnostik nicht als Konkurrenz zu Selbsttests, sondern als wertvolle Ergänzung für ein ganzheitliches Gesundheitsverständnis.
- Interpretieren Sie die Ergebnisse der professionellen Diagnostik im Kontext Ihrer Selbsttest-Erfahrungen, um ein individuelles Gesundheitsmanagement zu entwickeln.

Rückblick - 2. Diagnostik und Selbsttest

Die Beurteilung des Säure-Basen-Haushaltes ist komplexer als oft angenommen und erfordert mehr als nur die punktuelle Messung des Urin-pH-Wertes. Zwar bieten Urin-Teststreifen einen einfachen und kostengünstigen Einstieg in die Selbstdiagnostik, doch liefern sie nur eine Momentaufnahme und können durch verschiedene Faktoren, wie Ernährung und Supplemente, beeinflusst werden. Um ein umfassenderes Bild zu erhalten, sollten Sie die Urin-pH-Messungen über einen längeren Zeitraum, idealerweise zu verschiedenen Tageszeiten, durchführen und die Ergebnisse dokumentieren. Achten Sie dabei auf wiederkehrende Muster und versuchen Sie, diese mit Ihrer Ernährung und anderen Lebensgewohnheiten in Verbindung zu bringen. Ein konstant niedriger pH-Wert kann beispielsweise ein Hinweis auf eine säurereiche Ernährung sein und Anlass geben, den Konsum von basenbildenden Lebensmitteln zu erhöhen.

Neben dem Urin-pH-Wert gibt es weitere aussagekräftige Indikatoren für den Zustand Ihres Säure-Basen-Haushaltes. Haut und Bindegewebe können wertvolle Hinweise liefern. Achten Sie auf Veränderungen wie trockene Haut, Juckreiz, Ekzeme oder eine verminderte Elastizität des Bindegewebes. Auch Verdauungsbeschwerden wie Blähungen, Sodbrennen oder unregelmäßiger Stuhlgang können auf ein Ungleichgewicht hindeuten. Ebenso spielt Ihr Energieniveau eine wichtige Rolle. Fühlen Sie sich häufig müde, abgeschlagen und leistungsschwach? Diese unspezifischen Symptome können ebenfalls mit einer Übersäuerung in Zusammenhang stehen. Die Kombination aus Selbstbeobachtung und der Dokumentation verschiedener Parameter ermöglicht es Ihnen, ein individuelles Profil zu erstellen und Veränderungen frühzeitig zu erkennen.

Für eine fundierte Diagnose und Therapieplanung ist die Zusammenarbeit mit erfahrenen Therapeuten unerlässlich. Während Ihr Hausarzt organische Ursachen abklären und notwendige Laboruntersuchungen, wie eine Blutgasanalyse, veranlassen kann, bieten Heilpraktiker oft komplementäre Ansätze, die den Menschen ganzheitlich betrachten. Sie können Ihnen beispielsweise bei der Ernährungsumstellung, Stressmanagement und der Auswahl geeigneter pflanzlicher Präparate zur Unterstützung der Entsäuerung helfen. Die Kombination aus schulmedizinischer und naturheilkundlicher Expertise ermöglicht eine individuelle und umfassende Behandlung, die auf Ihre spezifischen Bedürfnisse abgestimmt ist. Scheuen Sie sich nicht, Ihre Fragen und Beobachtungen mit Ihren Behandlern zu besprechen und aktiv an der Gestaltung Ihrer Therapie mitzuwirken.

Die Reise zu einem ausgeglichenen Säure-Basen-Haushalt erfordert Geduld, Achtsamkeit und die Bereitschaft, die eigenen Lebensgewohnheiten zu reflektieren und gegebenenfalls anzupassen. Die Selbstdiagnostik mit Teststreifen und die Beobachtung von Körpersignalen sind wertvolle Werkzeuge, die Ihnen helfen, Ihren Körper besser zu verstehen und frühzeitig auf Ungleichgewichte zu reagieren. In Kombination mit der professionellen Unterstützung von Ärzten und Heilpraktikern können Sie die Weichen für mehr Wohlbefinden, Vitalität und Lebensqualität stellen. Investieren Sie in Ihre Gesundheit – es lohnt sich!

3. Entsäuerung des Körpers durch Ernährung

Haben Sie sich jemals gefragt, warum trotz gesunder Ernährung Müdigkeit, Hautprobleme oder Verdauungsbeschwerden bestehen bleiben? Was wir täglich zu uns nehmen, beeinflusst unmittelbar den pH-Wert unseres Körpers und damit unser gesamtes Wohlbefinden. Die richtige Auswahl und Kombination von Lebensmitteln kann den Säure-Basen-Haushalt wieder ins Gleichgewicht bringen, ohne dass komplizierte Diäten oder teure Nahrungsergänzungsmittel nötig sind. In diesem Kapitel entdecken Sie, wie einfache, alltagstaugliche Ernährungsanpassungen Ihren Körper dabei unterstützen können, überschüssige Säuren abzubauen und neue Vitalität zu gewinnen.

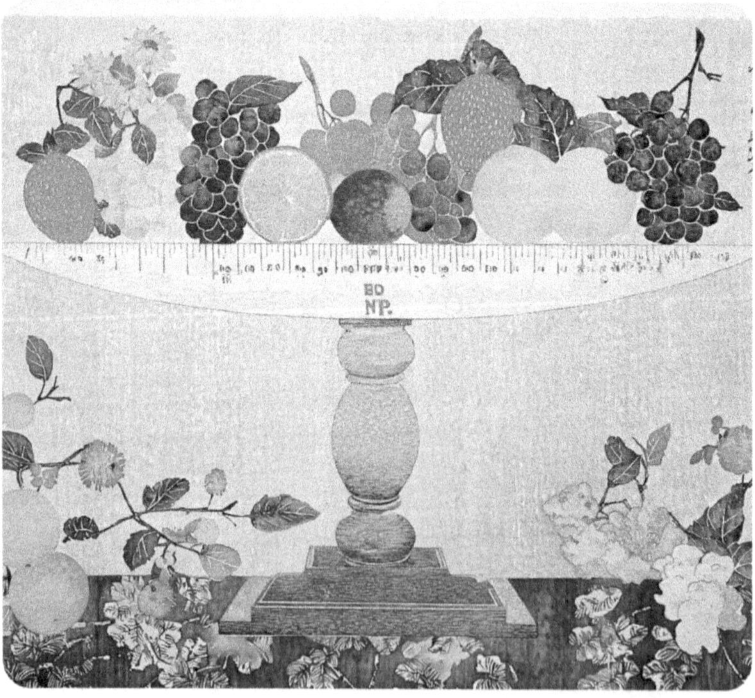

3. 1 Grundprinzipien basischer Ernährung

Der Säure-Basen-Haushalt beeinflusst maßgeblich unsere Gesundheit. Ein Ungleichgewicht kann sich negativ auf verschiedene Körperfunktionen auswirken. Dieses Kapitel erklärt die Grundprinzipien basischer Ernährung und die Bedeutung von säure- und basenbildenden Lebensmitteln für ein gesundes Gleichgewicht. Nahrungsmittel wirken unterschiedlich auf unseren Stoffwechsel und damit auf unseren Säure-Basen-Haushalt. Die richtige Auswahl und Kombination von Lebensmitteln spielt daher eine entscheidende Rolle. Es geht nicht um Verbote, sondern um ein bewusstes Verständnis der Wirkung unserer Ernährung. Entdecken Sie, wie Sie durch eine ausgewogene Ernährung Ihren Säure-Basen-Haushalt positiv beeinflussen und Ihr Wohlbefinden steigern können.

Der Säure-Basen-Haushalt wird nicht durch den pH-Wert des Lebensmittels selbst, sondern durch die Stoffwechselprodukte beeinflusst, die nach der Verdauung entstehen.

Säurebildende und basenbildende Lebensmittel

Nahrungsmittel lassen sich hinsichtlich ihrer Auswirkungen auf den Säure-Basen-Haushalt des Körpers in säure- und basenbildende Lebensmittel einteilen. Die Einteilung basiert nicht auf dem phwert des Lebensmittels selbst, sondern auf den Stoffwechselprodukten, die nach der Verdauung und Verwertung im Körper entstehen [s30]. Vereinfacht gesagt: Säurebildende Lebensmittel führen zur Bildung von Säuren, während basenbildende Lebensmittel zu einer erhöhten Basenbildung beitragen [s31]. Tierische Produkte wie Fleisch, Fisch, Eier und Milchprodukte, aber auch Getreideprodukte, gelten in der Regel als säurebildend. Sie enthalten schwefelhaltige Aminosäuren und Phosphate, die im Stoffwechsel zu Säuren umgewandelt werden [s30] [s32]. Ein übermäßiger Konsum solcher Lebensmittel kann den Säure-Basen-Haushalt aus dem Gleichgewicht bringen, was langfristig negative Auswirkungen auf die Gesundheit haben kann [s31]. Demgegenüber stehen basenbildende Lebensmittel, die reich an organischen Anionen wie Citrat und Malat sind. Dazu gehören vor allem Obst und Gemüse, aber auch Kartoffeln, Nüsse und Samen. Sie liefern dem Körper Mineralstoffe wie Kalium, Magnesium und Calcium, die für die Neutralisierung von Säuren benötigt werden [s2] [s32]. Eine Ernährung mit einem hohen Anteil an basenbildenden Lebensmitteln kann dazu beitragen, die Säurelast zu reduzieren und das Säure-Basen-Gleichgewicht zu stabilisieren [s2]. Ein ausgewogener Speiseplan sollte daher idealerweise einen größeren Anteil an basenbildenden Lebensmitteln enthalten. So kann ein Frühstück mit Haferflocken, Obst und Nüssen eine basenbildende Grundlage für den Tag schaffen. Studien zeigen, dass eine pflanzenbasierte Ernährung, insbesondere die vegane Variante, zu einer deutlich niedrigeren Säurelast führt als eine Ernährung mit viel Fleisch und verarbeiteten Produkten, was sich positiv auf verschiedene Gesundheitsaspekte auswirken kann [s33]. Die Umstellung auf eine Ernährung mit mehr Obst und Gemüse und weniger säurebildenden

Lebensmitteln kann daher eine sinnvolle Maßnahme sein, um den Säure-Basen-Haushalt zu regulieren und das Wohlbefinden zu steigern [s32]. Eine Ernährung, die reich an Obst und Gemüse ist und arm an säurebildenden Lebensmitteln wie Fleisch und Käse, kann die endogene Säureproduktion senken und so möglicherweise depressive Symptome reduzieren, insbesondere bei jüngeren und weniger aktiven Frauen [s34].

Gut zu wissen

Aminosäuren

Aminosäuren sind die Bausteine von Proteinen. Im Kontext der basischen Ernährung sind einige Aminosäuren, insbesondere die schwefelhaltigen, relevant, da sie im Stoffwechsel sauer verstoffwechselt werden können und so zur Säurebelastung des Körpers beitragen.

Anionen

Anionen sind negativ geladene Ionen. Im Zusammenhang mit basischer Ernährung spielen organische Anionen wie Citrat und Malat eine wichtige Rolle, da sie basisch wirken und zur Neutralisierung von Säuren beitragen können.

Phosphate

Phosphate sind Salze der Phosphorsäure. Sie kommen in vielen Lebensmitteln vor, insbesondere in tierischen Produkten und Getreide. Im Stoffwechsel können Phosphate sauer wirken und so den Säure-Basen-Haushalt beeinflussen.

Stoffwechsel

Stoffwechsel, auch Metabolismus genannt, bezeichnet die Gesamtheit der chemischen Prozesse in einem Organismus, die der Umwandlung von Stoffen dienen. Im Kontext der basischen Ernährung ist der Stoffwechsel wichtig, da er bestimmt, ob Nahrungsmittel sauer oder basisch verstoffwechselt werden.

PRAL-Werte von Lebensmittelgruppen

PRAL-Werte pro Lebensmittelgruppe.

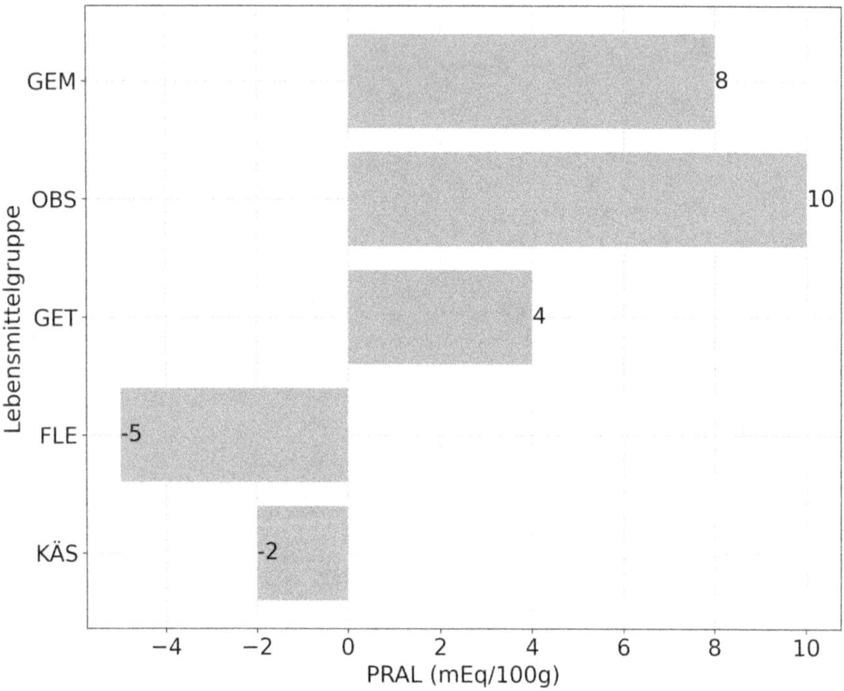

FLE: Fleisch
GET: Getreide
OBS: Obst
GEM: Gemüse
KÄS: Käse

Hohe positive PRAL-Werte deuten auf ein säurebildendes Potenzial hin, während negative Werte basenbildende Eigenschaften anzeigen. Fleisch und Käse weisen die höchste Säurebelastung auf, was ihr Potenzial zur Säurebildung unterstreicht. Umgekehrt zeigen Obst und Gemüse eine starke alkalisierende Wirkung, die für den Ausgleich des pH-Wertes des Körpers von Vorteil ist.

Optimales Verhältnis von Säuren und Basen

Ein optimales Säure-Basen-Verhältnis im Körper ist für das allgemeine Wohlbefinden wichtig. Während der vorherige Abschnitt die Einteilung von Nahrungsmitteln in säure- und basenbildende Kategorien erläuterte, konzentriert sich dieser Abschnitt auf die praktische Umsetzung eines ausgeglichenen Verhältnisses. Die Ermittlung der potenziellen renalen Säurelast (PRAL) und der netten endogenen Säureproduktion (NEAP) bietet eine präzisere Methode zur Beurteilung der Auswirkungen der Ernährung auf den Säure-Basen-Haushalt. [s31] Anstatt Lebensmittel einfach in "sauer" oder "basisch" zu kategorisieren, quantifizieren PRAL und NEAP die tatsächliche Säurebelastung durch die Ernährung. So kann eine Ernährung mit viel Protein, die traditionell als säurebildend gilt, durch eine gezielte Auswahl von proteinreichen Lebensmitteln mit niedrigem PRAL optimiert werden. Ein Speiseplan, der reich an Obst und Gemüse ist, trägt durch die Zufuhr alkalischer Mineralien zur Pufferung von Säuren bei. [s4] Diese Mineralien spielen eine entscheidende Rolle bei der Neutralisierung überschüssiger Säuren und entlasten so körpereigene puffersysteme wie die Knochen, die Calcium zur Säureneutralisation freisetzen. Eine ausreichende Zufuhr alkalischer Mineralien kann so nicht nur den Säure-Basen-Haushalt stabilisieren, sondern auch die Knochengesundheit unterstützen. [s2] Eine übermäßige Säurebelastung, insbesondere durch eine hohe Proteinzufuhr, kann die NEAP erhöhen und möglicherweise den Muskelaufbau beeinträchtigen. [s28] Durch die Berechnung von PRAL und NEAP und die bewusste Auswahl von Lebensmitteln kann die Säurelast reduziert und das Säure-Basen-Gleichgewicht optimiert werden. Ein ausgewogenes Verhältnis unterstützt nicht nur die Gesundheit der Knochen und Muskeln, sondern kann auch dazu beitragen, das Risiko für Nierensteine und chronische Nierenerkrankungen zu minimieren, indem die Harnsäureausscheidung reguliert und der Säure-Basen-Haushalt verbessert wird. [s31] So kann beispielsweise die Integration von kaliumreichen Lebensmitteln wie

Spinat und Avocados in den täglichen Speiseplan dazu beitragen, die Säurelast zu senken und gleichzeitig wertvolle Nährstoffe zu liefern.

Ideales Säure-Basen-Verhältnis von Lebensmitteln

Empfohlene tägliche Zufuhr für ein optimales Säure-Basen-Gleichgewicht.

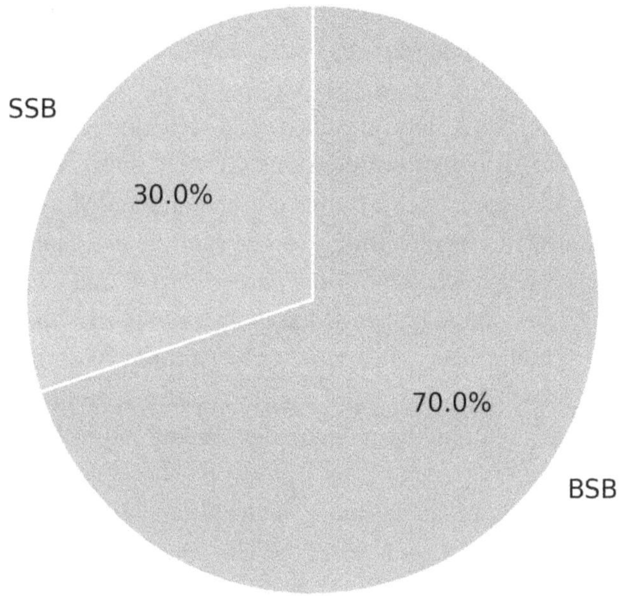

- BSB: Basenbildende Lebensmittel (Obst, Gemüse, usw.)
- SSB: Säurebildende Lebensmittel (Getreide, Fleisch, Milchprodukte, usw.)

Dieses Diagramm visualisiert das ideale Verhältnis von basischen und sauren Lebensmitteln für eine ausgewogene Ernährung. Der größere Anteil an basischen Lebensmitteln hilft, überschüssige Säure zu puffern und einen gesunden pH-Wert aufrechtzuerhalten. Die Einhaltung dieses Verhältnisses kann zum allgemeinen Wohlbefinden beitragen und potenziellen Gesundheitsproblemen im Zusammenhang mit chronischer Übersäuerung vorbeugen.

Mahlzeitengestaltung nach dem Säure-Basen-Prinzip

Die Gestaltung einzelner Mahlzeiten im Rahmen einer säure-basen-ausgewogenen Ernährung erfordert ein Verständnis, wie Lebensmittel im Körper verstoffwechselt werden und welche Rückstände sie hinterlassen. Anstatt strikt basische oder saure Lebensmittel zu meiden, geht es darum, ein Gleichgewicht auf dem Teller zu schaffen, das die körpereigenen Puffersysteme unterstützt. Eine mediterrane Ernährungsweise, die reich an pflanzlichen Lebensmitteln ist, bietet hierfür eine gute Grundlage. [s35] So kann eine Mahlzeit, die zu einem Großteil aus Gemüse, Obst, Hülsenfrüchten und Vollkornprodukten besteht, durch die enthaltenen Mineralstoffe und organischen Anionen einen Beitrag zur Basenbildung leisten. Fisch oder mageres Geflügel in kleinen Mengen ergänzen die Mahlzeit mit Protein, ohne die Säure-Basen-Bilanz übermäßig zu belasten. Ein übermäßiger Verzehr säurebildender Lebensmittel, wie rotes Fleisch oder stark verarbeitete Produkte, sollte reduziert werden. Statt auf Verbote zu setzen, empfiehlt es sich, den Fokus auf die Kombination von Lebensmitteln zu legen. Eine Handvoll Nüsse oder Samen zum Salat liefert beispielsweise wertvolle Fettsäuren und kann gleichzeitig den basischen Anteil der Mahlzeit erhöhen. Durch die Integration von

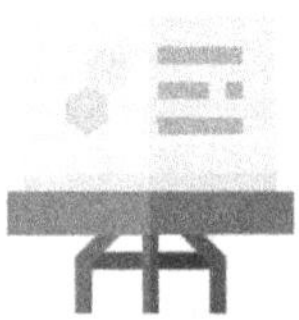

regelmäßigem aerobem Training, wie Joggen oder Schwimmen, lässt sich die positive Wirkung der basischen Ernährung auf Körperzusammensetzung und Stoffwechsel weiter verstärken. [s36] So kann ein ausgewogener Säure-Basen-Haushalt durch eine intelligente Kombination von Ernährung und Bewegung erreicht werden, ohne auf Genuss verzichten zu müssen. Bei fortgeschrittener Nierenerkrankung ist die Kaliumzufuhr im Blick zu behalten, um eine Hyperkaliämie zu vermeiden, während gleichzeitig auf eine überwiegend basische Ernährung geachtet werden sollte. [s35] Auch pflanzliche Proteinquellen, wie Tofu oder Linsen, können tierische Produkte sinnvoll ergänzen oder ersetzen, um die Säurebildung im Körper zu reduzieren. [s35] Somit unterstützt eine bewusste

Mahlzeitengestaltung nicht nur das Säure-Basen-Gleichgewicht, sondern trägt auch zu einer insgesamt gesünderen Lebensweise bei.

Gut zu wissen

Hyperkaliämie

Hyperkaliämie bezeichnet einen erhöhten Kaliumspiegel im Blut, der bei Menschen mit Nierenerkrankungen auftreten kann und gefährlich sein kann.

Körperzusammensetzung

Eine basische Ernährung in Kombination mit regelmäßigem Sport kann die Körperzusammensetzung positiv beeinflussen, indem sie den Anteil an Muskelmasse erhöht und den Körperfettanteil reduziert.

Mediterrane Ernährungsweise

Die mediterrane Ernährungsweise, reich an Obst, Gemüse, Hülsenfrüchten, Vollkornprodukten und Olivenöl, wird oft als Beispiel für eine basenbildende Ernährung genannt, da sie viele basische Mineralstoffe liefert.

Nierenerkrankung

Bei fortgeschrittener Nierenerkrankung ist die Kaliumzufuhr besonders zu beachten, da die Nieren die Kaliumausscheidung nicht mehr ausreichend regulieren können und es zu einer gefährlichen Hyperkaliämie kommen kann.

Stoffwechsel

Der Stoffwechsel spielt eine entscheidende Rolle bei der Regulation des Säure-Basen-Gleichgewichts, da er bestimmt, welche Endprodukte bei der Verwertung von Nährstoffen entstehen und ob diese sauer oder basisch wirken.

Säure-Basen-Balance der Lebensmittel

Ideale Lebensmittelverteilung für eine basische Ernährung.

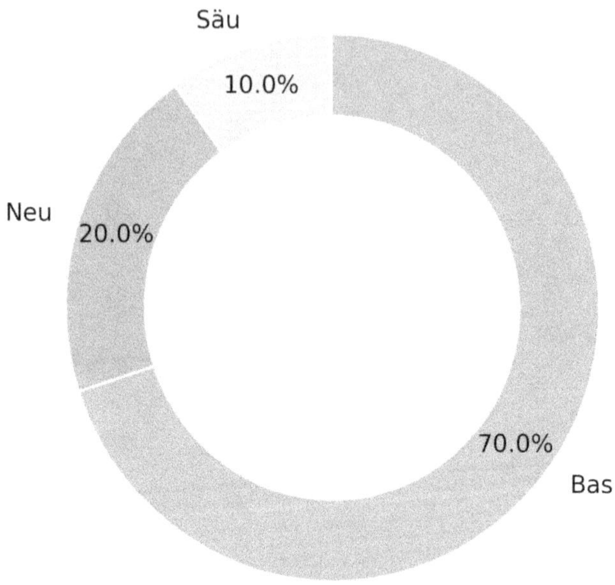

- Bas: Basenbildende Lebensmittel (Obst, Gemüse, Nüsse, Samen)
- Neu: Neutrale Lebensmittel (Gesunde Fette, Kräuter)
- Säu: Säurebildende Lebensmittel (Fleisch, Milchprodukte, Getreide, verarbeitete Lebensmittel)

Dieses Diagramm visualisiert die empfohlene Lebensmittelverteilung für eine basische Ernährung. Der Großteil der Ernährung besteht aus basenbildenden Lebensmitteln wie Obst und Gemüse, ein kleinerer Teil aus neutralen Lebensmitteln und ein minimaler Teil aus säurebildenden Lebensmitteln. Dieses Gleichgewicht ist entscheidend für die Minimierung der Säure und die Förderung eines gesunden inneren pH-Milieus.

Konkrete Ratschläge

- Verfeinern Sie Ihren Geschmackssinn für natürliche Süße, indem Sie vermehrt auf reifes Obst und Trockenfrüchte zurückgreifen.
- Ersetzen Sie Essig im Salatdressing durch frisch gepressten Zitronen- oder Orangensaft.
- Integrieren Sie basisches Gemüse wie Spinat oder Mangold in grüne Smoothies.
- Trinken Sie über den Tag verteilt verdünnte Gemüsesäfte, beispielsweise Karotten- oder Rote-Bete-Saft.
- Bereiten Sie basische Suppen mit viel Wurzelgemüse und Kräutern zu und genießen Sie diese als leichte Abendmahlzeit.
- Experimentieren Sie mit basischen Gewürzen wie Kurkuma, Ingwer oder Zimt, um Ihren Speisen eine besondere Note zu verleihen.
- Keimen Sie Hülsenfrüchte, Getreide oder Samen selbst, um deren Nährstoffdichte und basische Wirkung zu erhöhen.
- Ersetzen Sie Kaffee durch basische Getreidekaffee-Alternativen oder Kräutertees.
- Entdecken Sie die Vielfalt basischer Salate mit Wildkräutern, Sprossen und Nüssen.
- Garen Sie Gemüse schonend im Dampf oder Wok, um wertvolle Mineralstoffe zu erhalten.
- Verwenden Sie beim Kochen hochwertiges, unraffiniertes Meersalz, um Ihren Körper mit Mineralien zu versorgen.
- Genießen Sie basische Snacks wie Mandeln oder Sonnenblumenkerne zwischendurch.

3. 2 Basische Lebensmittel im Fokus

Ein ausgeglichener Säure-Basen-Haushalt ist essentiell für Gesundheit und Wohlbefinden. Die Ernährung spielt dabei eine entscheidende Rolle, denn viele Lebensmittel beeinflussen direkt unser inneres Gleichgewicht. Dieses Kapitel beleuchtet die Bedeutung basischer Lebensmittel – von Gemüse und Obst bis hin zu Kräutern und Gewürzen – und ihren Einfluss auf den Säure-Basen-Haushalt. Entdecken Sie die Vielfalt basischer Lebensmittel und lernen Sie, wie Sie diese gezielt in Ihren Speiseplan integrieren können.

Für einen ausgeglichenen Säure-Basen-Haushalt ist der regelmäßige Verzehr von basenreichen Lebensmitteln wie Gemüse, Obst, Kräutern und Gewürzen entscheidend.

Gemüsesorten mit hohem Basenpotential

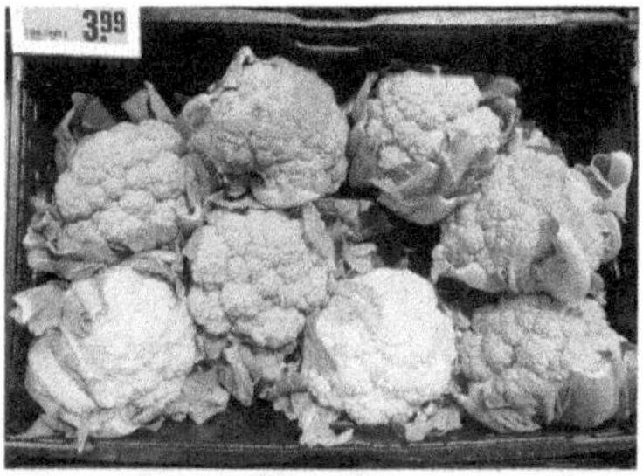

Blumenkohl [i26]

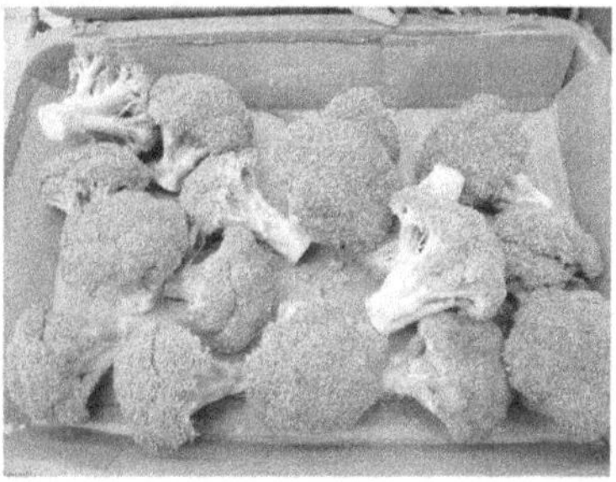

Brokkoli [i27]

Gemüse spielt eine entscheidende Rolle bei der Regulierung des Säure-Basen-Haushalts im Körper. Viele Gemüsesorten verfügen über ein hohes Basenpotential, das heißt, sie liefern dem Körper basische Mineralstoffe wie Kalium, Magnesium und Calcium und tragen so zur Neutralisierung von Säuren bei [s37]. Dieser Effekt wird durch die organischen Anionen in Gemüse verstärkt, die ebenfalls alkalisch wirken [s32]. Ein regelmäßiger Verzehr von Gemüse kann daher dazu beitragen, die Säurelast, die durch säurebildende Lebensmittel entsteht, zu reduzieren und das Gleichgewicht im Körper wiederherzustellen. Besonders empfehlenswert sind beispielsweise dunkelgrünes Blattgemüse wie Spinat und Grünkohl, aber auch Wurzelgemüse wie Karotten und Rote Bete sowie Kreuzblütler wie Brokkoli und Blumenkohl. Schon die Integration einer zusätzlichen Portion Gemüse etwa als Salatbeilage zum Mittagessen oder als Rohkostsnack zwischendurch kann einen positiven Effekt auf den Säure-Basen-Haushalt haben. Entscheidend ist die langfristige und regelmäßige Aufnahme von basenreichem Gemüse in die tägliche Ernährung, um den Körper optimal zu unterstützen und einer Übersäuerung entgegenzuwirken [s37]. Eine pflanzenbasierte Ernährung, die reich an Gemüse ist, kann nicht nur den Säure-Basen-Haushalt positiv beeinflussen, sondern auch weitere gesundheitliche

Vorteile bieten [s32]. Durch die Auswahl der richtigen Gemüsesorten und deren regelmäßigen Verzehr kann man aktiv zu einem ausgeglichenen Säure-Basen-Haushalt beitragen.

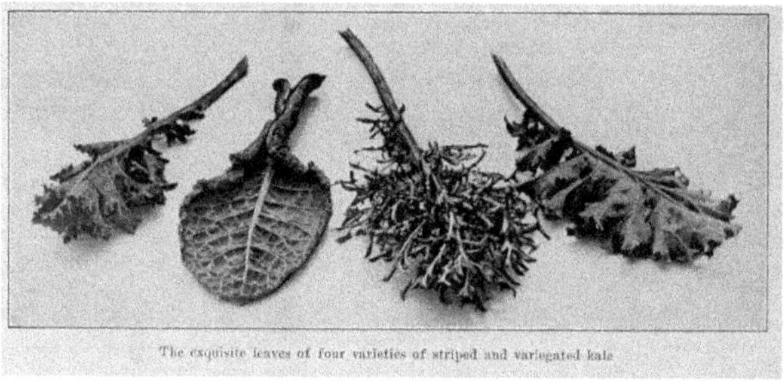
The exquisite leaves of four varieties of striped and variegated kale

Grünkohl [i28]

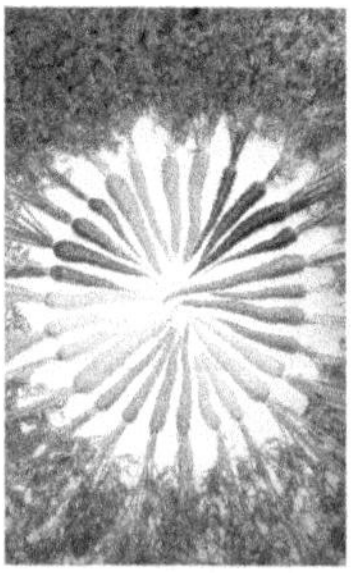

Karotten [i29]

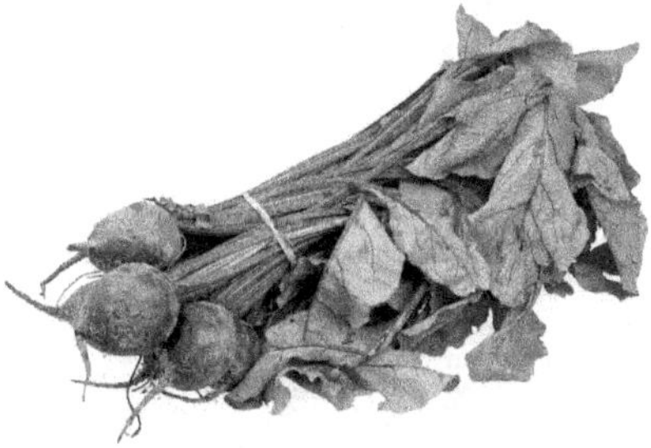

Rote Bete [i30]

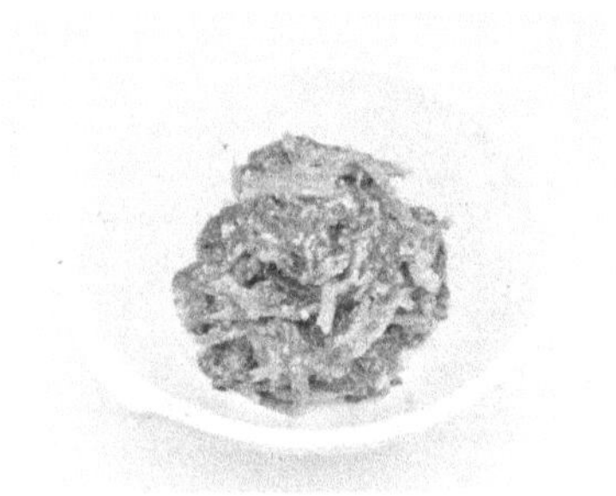

Spinat [i31]

Gut zu wissen

Basenpotential

Das Basenpotential beschreibt die Fähigkeit eines Lebensmittels, im Körper basische Mineralstoffe freizusetzen und so Säuren zu neutralisieren. Ein hohes Basenpotential trägt zur Wiederherstellung des Säure-Basen-Gleichgewichts bei und kann helfen, Übersäuerung zu bekämpfen.

Organische Anionen

Organische Anionen sind negativ geladene Moleküle, die in vielen Gemüsesorten vorkommen. Sie wirken basisch und unterstützen die Neutralisierung von Säuren im Körper, was zur Entsäuerung beiträgt.

Pflanzenbasierte Ernährung

Eine pflanzenbasierte Ernährung, die reich an Gemüse, Obst, Hülsenfrüchten und Vollkornprodukten ist, liefert in der Regel viele basische Mineralstoffe und kann so dazu beitragen, einer Übersäuerung entgegenzuwirken und den Säure-Basen-Haushalt im Gleichgewicht zu halten.

Alkalisches Potenzial von Gemüse

Vergleich der PRAL-Werte

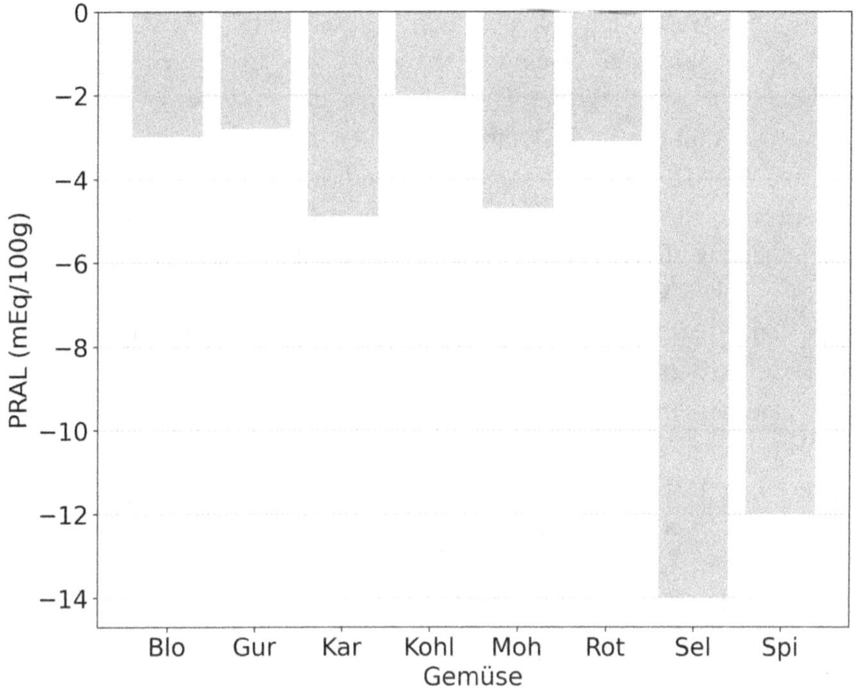

Blo: Brokkoli	Gur: Gurke
Kar: Karotten	Kohl: Blumenkohl
Moh: Rote Bete	Rot: Sellerie
Sel: Spinat	Spi: Grünkohl

Blattgemüse wie Spinat und Grünkohl weisen ein starkes alkalisches Potenzial auf, was auf ihre Wirksamkeit bei der Neutralisierung von Säure hindeutet. Wurzelgemüse wie Karotten und Rote Bete tragen ebenfalls zur Alkalinität bei, wenn auch in geringerem Maße. Kreuzblütler wie Brokkoli und Blumenkohl zeigen ein moderates alkalisches Potenzial und bieten ein gutes Gleichgewicht. Die Einbeziehung einer Vielzahl dieser Gemüse kann zu einer alkalischeren Ernährung beitragen.

Früchte und ihre entsäuernde Wirkung

Obst und Gemüse leisten durch ihren Reichtum an basischen Mineralstoffen und organischen_anionen einen wertvollen Beitrag zur Entsäuerung des Organismus. Während Gemüse bereits im vorherigen Abschnitt besprochen wurde, liegt der Fokus hier auf der positiven Wirkung von Früchten. Ähnlich wie Gemüse verfügen auch Früchte über eine negative PRAL (potenzielle renale Säurelast) [s2]. Das bedeutet, sie fördern nicht die Säurebildung im Körper, sondern tragen im Gegenteil zur Anhebung des pH-Werts bei. Dieser Effekt beruht unter anderem auf dem hohen Gehalt an Citraten, die im Stoffwechsel zu Bicarbonat umgewandelt werden – einem wichtigen Bestandteil des körpereigenen Puffersystems zur Regulation des Säure-Basen-Gleichgewichts [s30]. Insbesondere Zitrusfrüchte, aber auch andere Obstsorten, können den pH-Wert des Urins erhöhen und so die Ausscheidung von Säuren begünstigen [s38]. Darüber hinaus ist Obst reich an Kalium, einem Mineralstoff, der nicht nur die Muskelmasse erhält, sondern auch die Auswirkungen einer metabolischen_azidose – einer Übersäuerung des Blutes – abmildern kann [s2]. Ein erhöhter Konsum von Obst und Gemüse in Kombination mit einer reduzierten Proteinzufuhr kann somit die Nierenfunktion unterstützen und das Fortschreiten chronischer Nierenerkrankungen verlangsamen [s38]. Wer seinen Säure-Basen-Haushalt optimieren möchte, kann beispielsweise täglich zu einer Hauptmahlzeit eine Portion Obst, zu vergleichen mit einem Apfel oder einer Handvoll Beeren, hinzufügen.

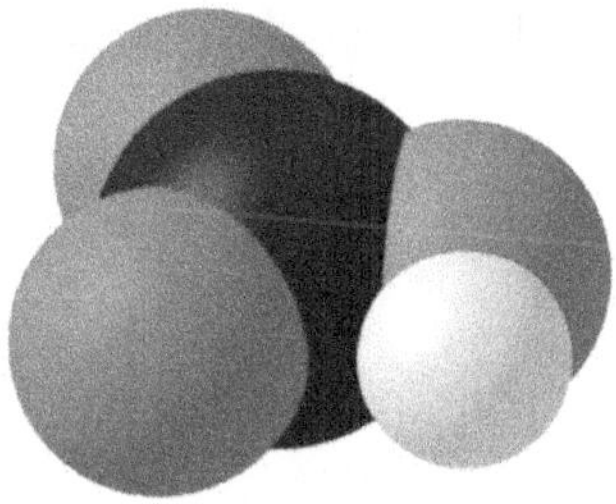

Bicarbonat [i32]

Alkalinität und glykämischer Index von Früchten

Alkalinität, Mineralstoffgehalt (Kalium) und glykämischer Index von Früchten.

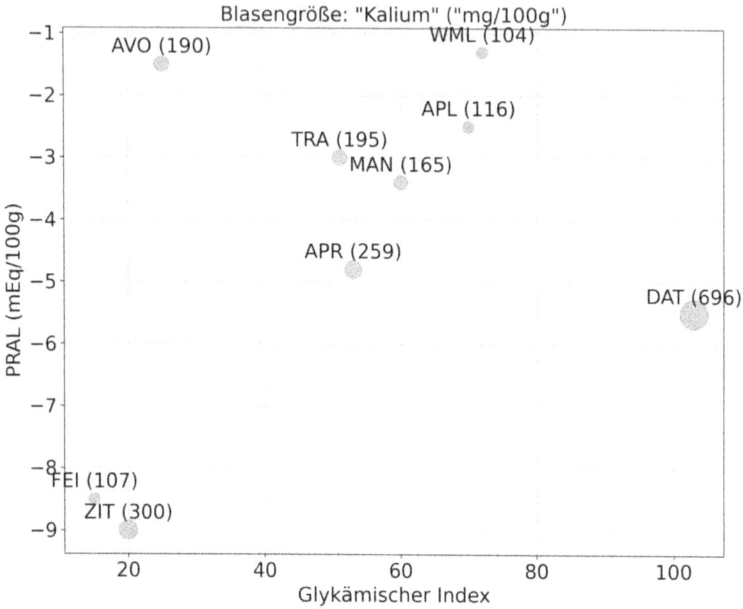

Blasengröße: Kalium (mg/100g)

APL: Apfel

AVO: Avocado

FEI: Feigen

TRA: Trauben

ZIT: Zitrone

APR: Aprikose

DAT: Datteln

MAN: Mango

WML: Wassermelone

Früchte wie Zitronen und Aprikosen haben trotz ihres sauren Geschmacks ein hohes alkalisches Potenzial und einen moderaten glykämischen Index. Datteln haben zwar einen hohen Kaliumgehalt, aber auch einen hohen glykämischen Index. Wassermelone hat einen hohen glykämischen Index, aber einen geringeren Mineralstoffgehalt und eine geringere Alkalinität im Vergleich zu anderen Früchten. Die Auswahl von Früchten mit höherer Alkalinität und niedrigerem glykämischen Index kann für den Ausgleich des Körper-pH-Wertes von Vorteil sein.

Kräuter und Gewürze zur Unterstützung des Säure-Basen-Haushalts

Kräuter und Gewürze tragen erheblich zur Regulation des Säure-Basen-Gleichgewichts bei. Sie liefern nicht nur wertvolle Mineralstoffe und Spurenelemente, sondern enthalten auch sekundäre Pflanzenstoffe mit basenbildenden Eigenschaften. Im Gegensatz zu vielen industriell verarbeiteten Lebensmitteln, die oft säurebildend wirken, unterstützen Kräuter und Gewürze die körpereigene Pufferkapazität und fördern die Neutralisierung von Säuren. Ein regelmäßiger Verzehr kann somit dazu beitragen, den Säure-Basen-Haushalt langfristig zu stabilisieren und einer Übersäuerung vorzubeugen. Besonders hervorzuheben sind Kräuter wie Petersilie, Schnittlauch und Dill, die reich an basischen Mineralien wie Kalium und Magnesium sind. Auch Gewürze wie Kurkuma, Ingwer und Zimt wirken sich positiv auf den Säure-Basen-Haushalt aus und bieten zusätzliche gesundheitliche Vorteile. So wirkt Kurkuma etwa entzündungshemmend, während Ingwer die Verdauung anregt. Bereits kleine Mengen dieser Kräuter und Gewürze, etwa ein Teelöffel frischer Kräuter über den Salat gestreut oder eine Prise Kurkuma im Gemüsecurry, können einen wertvollen Beitrag zur täglichen Säure-Basen-Balance leisten.

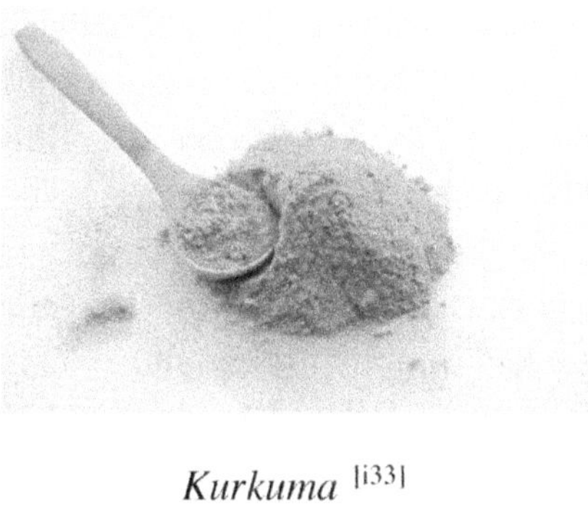

Kurkuma [i33]

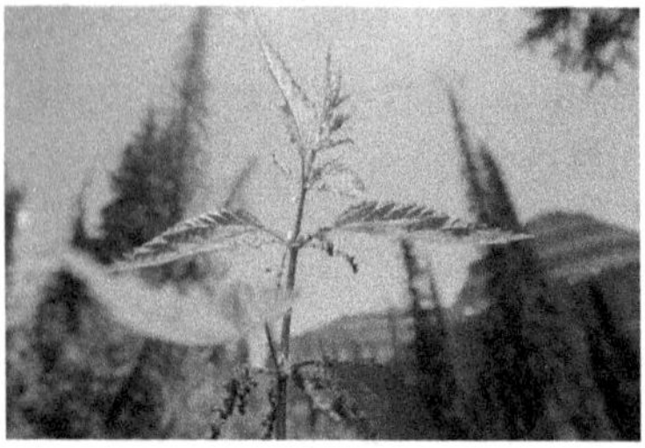

Brennnessel [i35]

Neben den bereits genannten Kräutern und Gewürzen existiert eine Vielzahl weiterer Pflanzen, die sich positiv auf das Säure-Basen-Gleichgewicht auswirken können. - Basilikum, Oregano und Rosmarin: Diese mediterranen Kräuter bereichern nicht nur den Geschmack von Speisen, sondern liefern auch basische Mineralstoffe und Antioxidantien. - Koriander und Kreuzkümmel: Diese Gewürze unterstützen die Verdauung und können so indirekt zur Entlastung des Säure-Basen-Haushaltes beitragen. - Brennnessel und Löwenzahn: Diese Wildkräuter sind reich an basischen Mineralien und können als Tee oder in Salaten verzehrt werden. Ein Kräutertee aus Brennnessel und Löwenzahn etwa, am Abend genossen, kann den Körper bei der Entsäuerung unterstützen. Die Integration von Kräutern und Gewürzen in die tägliche Ernährung bietet eine einfache und zugleich effektive Möglichkeit, den Säure-Basen-Haushalt zu unterstützen. Durch die geschickte Kombination verschiedener Kräuter und Gewürze lassen sich nicht nur geschmackliche Akzente setzen, sondern auch die Gesundheit fördern. Ein Kräuterquark mit frischen Kräutern wie Schnittlauch, Petersilie und Dill liefert beispielsweise nicht nur wichtige Nährstoffe, sondern wirkt sich auch positiv auf den Säure-Basen-Haushalt aus. Auch die Verwendung von Gewürzmischungen, etwa für Currys oder asiatische Gerichte, kann den Körper bei der Regulation des Säure-Basen-Gleichgewichts unterstützen. Wichtig ist dabei, auf eine ausgewogene und abwechslungsreiche Ernährung zu achten, die reich an basenbildenden Lebensmitteln ist. Um den Säure-Basen-Haushalt optimal zu unterstützen, empfiehlt es sich, Kräuter und Gewürze regelmäßig und in ausreichender Menge zu konsumieren. Frische Kräuter lassen sich leicht im eigenen Garten oder auf dem Balkon anbauen und können so jederzeit frisch geerntet werden. Getrocknete Kräuter und Gewürze sollten hingegen kühl und dunkel gelagert werden, um ihre Aromen und Wirkstoffe zu erhalten. Bei der Auswahl von Kräutern und Gewürzen sollte auf eine hohe Qualität geachtet werden. Bio-Produkte sind in der Regel frei von pestiziden und anderen Schadstoffen, die den Körper zusätzlich belasten können. Wer seinen Säure-Basen-Haushalt gezielt unterstützen möchte, kann auch auf spezielle Kräuter- und Gewürzmischungen zurückgreifen, die auf die Bedürfnisse des Körpers abgestimmt sind. Eine solche Mischung könnte etwa Basilikum, Oregano, Rosmarin, Kurkuma, Ingwer und Zimt enthalten, um die basenbildende Wirkung zu verstärken und zusätzliche gesundheitliche Vorteile zu erzielen. Die Verwendung von Kräutern und Gewürzen zur Unterstützung des Säure-Basen-Haushaltes ist eine natürliche und zugleich effektive Methode, um das Wohlbefinden zu steigern und die Gesundheit zu fördern. Durch die Integration dieser wertvollen Pflanzen in den täglichen Speiseplan lässt sich der Körper bei der Regulation des Säure-Basen-Gleichgewichts unterstützen und einer Übersäuerung vorbeugen. Ein ausgewogener Säure-Basen-Haushalt ist die Grundlage für zahlreiche Stoffwechselprozesse und trägt somit maßgeblich zur Gesundheit und Vitalität bei. Wer seinen Körper optimal unterstützen möchte, sollte daher auf eine basenreiche Ernährung achten und Kräuter und Gewürze regelmäßig in seinen Speiseplan integrieren. Ein selbstgemachtes Kräuterpesto aus frischen Kräutern, Olivenöl und Nüssen etwa, verfeinert nicht nur Pasta-Gerichte, sondern liefert gleichzeitig wertvolle basische Mineralstoffe und sekundäre Pflanzenstoffe.

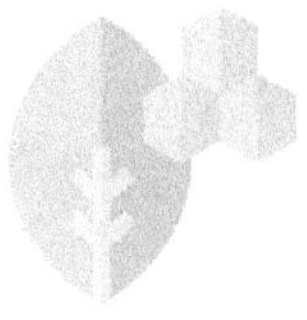

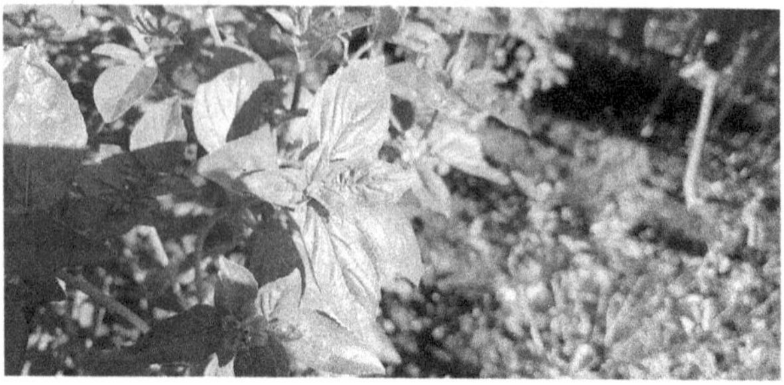

Basilikum [i34]

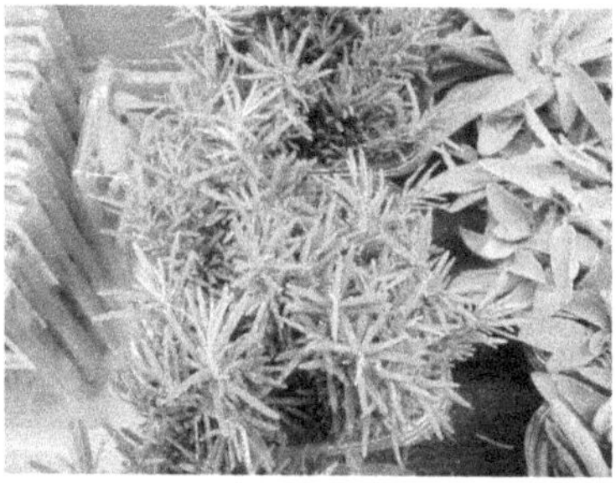

Rosmarin [i36]

Alkalisierungspotenzial von Kräutern und Gewürzen

Alkalität gängiger Kräuter und Gewürze.

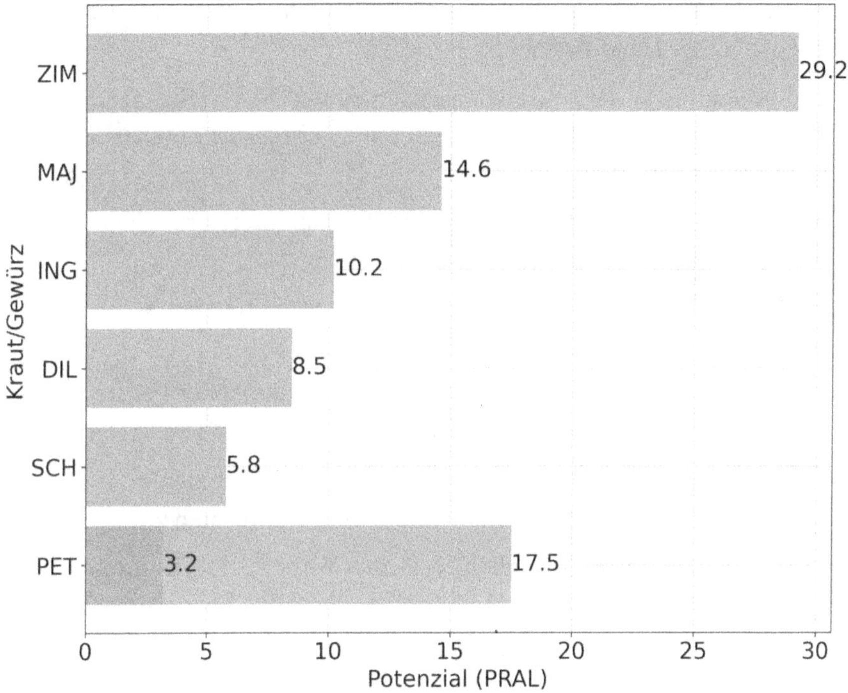

DIL: Dill

MAJ: Majoran

SCH: Schnittlauch

ING: Ingwer

PET: Petersilie

ZIM: Zimt

Diese Tabelle vergleicht visuell das Alkalisierungspotenzial verschiedener Kräuter und Gewürze. Petersilie weist das höchste Potenzial auf, gefolgt von Schnittlauch und Dill. Ingwer und Zimt haben zwar niedrigere Werte, tragen aber dennoch zu einer alkalischen Ernährung bei.

Konkrete Ratschläge

- Verwenden Sie reifes Obst als natürliche Süßungsmittel für Ihre Speisen, zum Beispiel pürierte Bananen im Kuchen.
- Ersetzen Sie industriell hergestellte Gewürzmischungen durch Ihre eigenen basischen Kreationen aus Kräutern und Gewürzen.
- Trocknen Sie Kräuter und Gemüse selbst, um jederzeit basische Zutaten zur Hand zu haben.
- Bereiten Sie basische Gemüsebrühen zu und frieren Sie diese portionsweise ein, um schnell und einfach basische Suppen oder Soßen zuzubereiten.
- Entdecken Sie die Welt der Wildkräuter und integrieren Sie diese in Ihre Salate, Suppen oder Smoothies.
- Mahlen Sie Nüsse und Samen zu Mehl und verwenden Sie dieses für basische Backwaren.
- Legen Sie einen Kräutergarten auf Ihrem Balkon oder Fensterbrett an, um frische, basische Kräuter jederzeit griffbereit zu haben.
- Bereiten Sie Ihr eigenes basisches Müsli aus gekeimten Getreideflocken, Nüssen, Samen und Trockenfrüchten zu.
- Verwenden Sie beim Kochen basisches Wasser, das Sie durch die Zugabe von Zitrone oder Gurkenscheiben selbst herstellen.
- Entwickeln Sie Ihre eigenen basischen Rezepte und teilen Sie diese mit Freunden und Familie.
- Bauen Sie regelmäßig basische Hülsenfrüchte wie Kichererbsen oder Linsen in Ihren Speiseplan ein.
- Experimentieren Sie mit der Zubereitung basischer Brotaufstriche aus Gemüse, Nüssen und Kräutern.

3. 3 Praxisorientierte Ernährungsumstellung

Die praktische Umsetzung einer basischen Ernährung erfordert Anpassungen der Ernährungsgewohnheiten. Dies beinhaltet die Auswahl und Kombination basischer Lebensmittel sowie die Reduktion säurebildender Produkte. Herausforderungen liegen oft in der Planung, der Verfügbarkeit von Lebensmitteln und der Integration in den Alltag. Eine schrittweise Umstellung erleichtert diesen Prozess und erhöht die Wahrscheinlichkeit langfristigen Erfolgs. Dabei spielen individuelle Bedürfnisse, Vorlieben und die soziale Unterstützung eine wichtige Rolle. Entdecken Sie, wie Sie mit einem individuell angepassten Ernährungsplan Ihren Säure-Basen-Haushalt nachhaltig regulieren und Ihr Wohlbefinden steigern können.

Eine nachhaltige Ernährungsumstellung zur Entsäuerung des Körpers gelingt am besten schrittweise, durch das Setzen kleiner, realistischer Ziele und die Berücksichtigung individueller Bedürfnisse und Vorlieben.

Wochenplan für basische Ernährung

Ein Wochenplan für basische Ernährung hilft, den saeurebasenhaushalt im Gleichgewicht zu halten und überschüssige Säuren im Körper zu reduzieren. Ein solcher Plan konzentriert sich auf den Verzehr von basenbildenden Lebensmitteln, die reich an Mineralstoffen wie Kalium, Magnesium, Calcium und Natrium sind. Gemüse, Obst, Kräuter und Sprossen bilden die Grundlage. Auch einige Getreidesorten, wie Hirse und Quinoa, wirken basisch. Tierische Produkte, Zucker und stark verarbeitete Lebensmittel sollten reduziert werden, da sie als säurebildend gelten. [s39] Ein ausgewogener Wochenplan berücksichtigt die individuelle Lebensführung und Geschmacksvorlieben. Planen Sie Ihre Mahlzeiten im Voraus, um sicherzustellen, dass Sie ausreichend basische Lebensmittel zu sich nehmen.

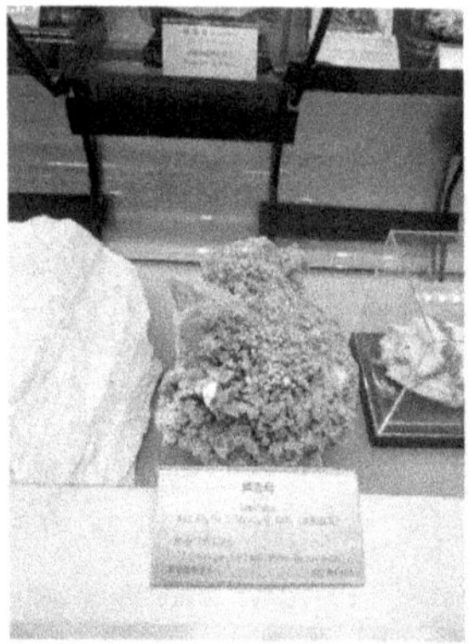

Mineralstoffe [i37]

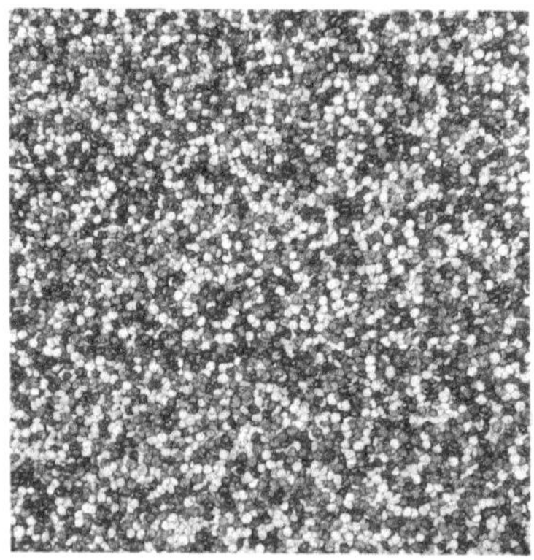

Quinoa [i38]

Beginnen Sie den Tag etwa mit einem basischen Müsli aus Hirseflocken, Obst und Nüssen. Mittags eignet sich ein großer Salat mit viel frischem Gemüse, Sprossen und einem basischen Dressing aus Olivenöl und Zitronensaft. Abends können Sie gedünstetes Gemüse mit Kartoffeln oder Quinoa kombinieren. Integrieren Sie über den Tag verteilt frisches Obst und basische Getränke wie Kräutertees oder stilles

Wasser mit Zitrone. Achten Sie darauf, tierische Produkte nur in Maßen zu konsumieren. Wählen Sie fettarme Varianten und bevorzugen Sie Fisch, der reich an n-3-ungesättigten Fettsäuren ist. Vollkornprodukte und Ballaststoffe tragen ebenfalls zu einer ausgewogenen Ernährung bei. [s39] Vermeiden Sie möglichst stark verarbeitete Lebensmittel, Fast Food und zuckerhaltige Getränke. Durch die bewusste Lebensmittelauswahl und einen strukturierten

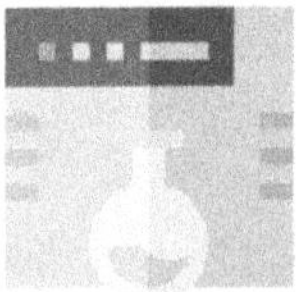

Wochenplan unterstützen Sie Ihren Körper bei der Regulation des Säure-Basen-Haushalts. Ein Beispiel für einen basischen Tag könnte so aussehen: Morgens ein Smoothie aus grünem Blattgemüse, Banane und Mandelmilch; mittags eine große Portion Salat mit verschiedenen Gemüsesorten, Kernen und einem leichten Dressing; abends Ofengemüse mit Quinoa und einem Kräuterquark. Snacks zwischendurch können frisches Obst, Nüsse oder Gemüsesticks sein. Durch die Kombination verschiedener basischer Lebensmittel und die Reduktion säurebildender Produkte lässt sich ein individueller Wochenplan erstellen, der sowohl gesund als auch genussvoll ist. Beachten Sie, dass eine basische Ernährung nicht bedeutet, säurebildende Lebensmittel komplett zu vermeiden. Vielmehr geht es darum, ein ausgewogenes Verhältnis zwischen basischen und sauren Lebensmitteln zu schaffen. Eine Ernährung, die reich an pflanzlichen Lebensmitteln ist, kann die insulinempfindlichkeit verbessern und so das Risiko für Typ-2-Diabetes senken. [s39] Ein gut geplanter Wochenplan hilft Ihnen, Ihre Ernährung langfristig umzustellen und Ihren Säure-Basen-Haushalt zu regulieren. Achten Sie auf Ihre individuellen Bedürfnisse und passen Sie den Plan gegebenenfalls an.

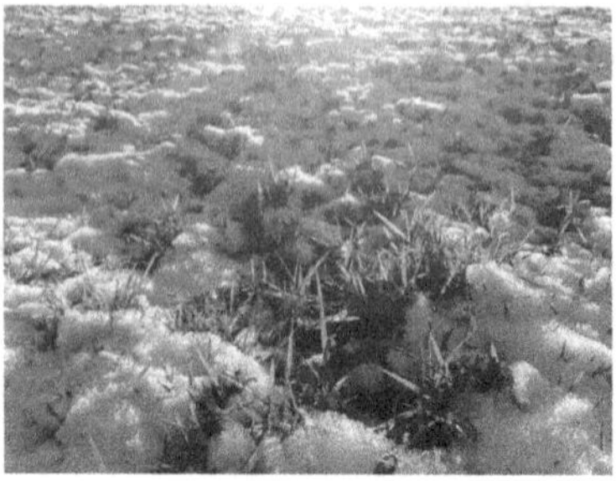

Sprossen [i39]

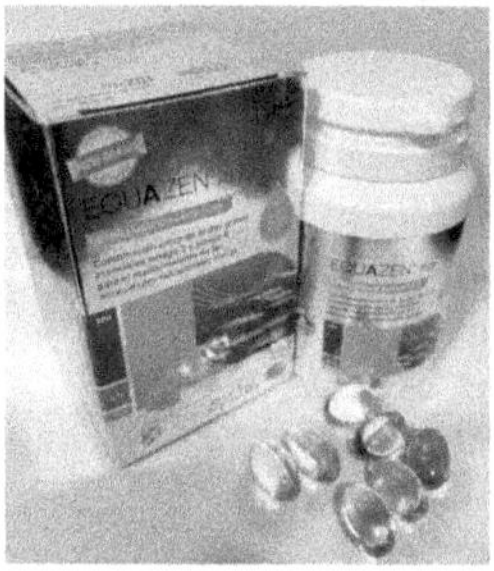

N-3-Fettsäuren [i40]

Wöchentlicher Basischer Ernährungsplan

Verteilung der Lebensmittelgruppen für eine basische Ernährung.

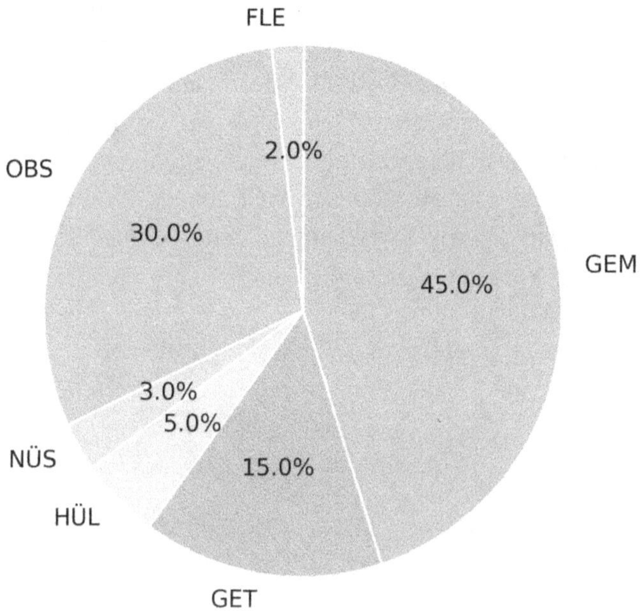

FLE: Fleisch und Geflügel | GEM: Gemüse
GET: Gesundes Getreide (z. B. Quinoa, Hirse) | HÜL: Hülsenfrüchte
NÜS: Nüsse und Samen | OBS: Obst

Dieses Diagramm hebt die Betonung basisch bildender Lebensmittel im Wochenplan hervor. Der große Anteil an Gemüse und Obst trägt wesentlich zur Alkalität bei, während die moderate Einbeziehung von gesundem Getreide wichtige Nährstoffe liefert, ohne das Säure-Basen-Gleichgewicht übermäßig zu kippen. Die Begrenzung säurehaltiger Lebensmittel wie Fleisch und Milchprodukte unterstützt das Ziel, einen basischeren Zustand zu erreichen.

Basische Rezepte für den Alltag

Basische Rezepte lassen sich unkompliziert in den Alltag integrieren. Grundlage bilden Lebensmittel mit hohem Anteil an basischen mineralstoffen. Dazu gehören vor allem Obst und Gemüse, aber auch Nüsse, Samen und Sprossen. Ein Frühstück könnte aus einem Obstsalat mit Nüssen und Samen bestehen, ergänzt durch ein basisches Getränk wie Kräutertee. Mittags bietet sich ein Salat mit verschiedenen Gemüsesorten, Sprossen, Kernen und einem Dressing aus hochwertigem Pflanzenöl und Zitronensaft an. Kartoffeln, Quinoa oder Hirse lassen sich abends ideal mit gedünstetem Gemüse kombinieren. Als Zwischenmahlzeiten eignen sich Obst, Nüsse oder Gemüsesticks.

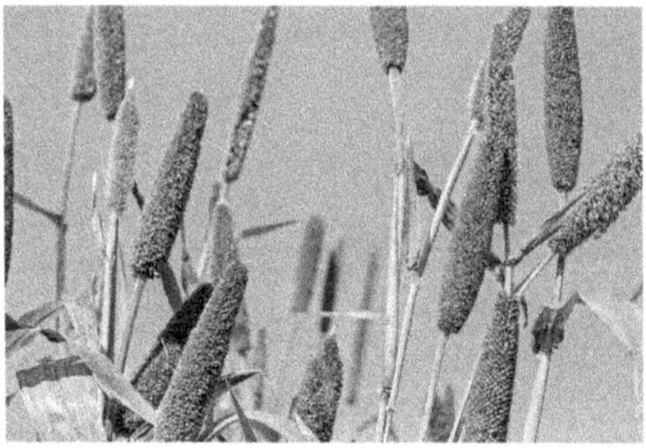

Hirse [i41]

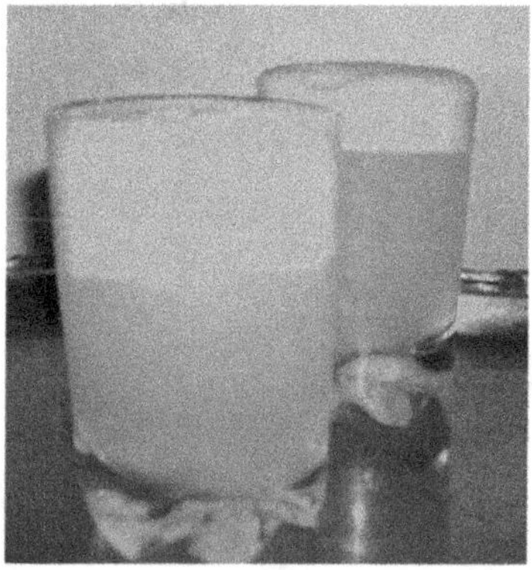

Agavendicksaft [i42]

Ein konkretes Rezept für ein basisches Mittagessen wäre ein bunter Salat mit Feldsalat, Rucola, Tomaten, Gurken, Paprika, Karotten und Sprossen. Das Dressing könnte aus Olivenöl, Zitronensaft, etwas Agavendicksaft und frischen Kräutern wie Petersilie und Dill bestehen. Dazu passen gehackte Walnüsse oder Sonnenblumenkerne. Solche Mahlzeiten liefern nicht nur basische Mineralstoffe, sondern auch Vitamine, antioxidantien und Ballaststoffe, die für die Gesundheit wichtig sind. Um basische Ernährung dauerhaft in den Tagesablauf einzubauen, empfiehlt es sich, Mahlzeiten vorzuplanen. So fällt die Auswahl basischer Lebensmittel leichter und es wird vermieden, auf ungünstige Alternativen zurückzugreifen. Auch das Vorkochen größerer Mengen, die sich gut portionieren und aufbewahren lassen, kann hilfreich sein. So steht auch bei wenig Zeit eine basische Mahlzeit bereit. Es ist nicht notwendig, säurebildende Lebensmittel vollständig zu meiden. Wichtig ist ein ausgewogenes Verhältnis. Fleisch, Fisch, Milchprodukte oder Getreide sollten daher bewusst und in Maßen konsumiert werden. Wer auf seinen Säure-Basen-Haushalt achtet, sollte zudem ausreichend Flüssigkeit zu sich nehmen. Wasser, Kräutertees und ungesüßte Fruchtsaftschorlen unterstützen die Ausscheidung von Säuren und tragen zum allgemeinen Wohlbefinden bei. Indem man schrittweise basische Lebensmittel in den Speiseplan integriert und säurereiche Produkte reduziert, lässt sich eine langfristige Ernährungsumstellung erreichen, die den Körper bei der Regulation des Säure-Basen-Haushaltes unterstützt. Durch die Vielfalt an basischen Lebensmitteln und Rezepten ist eine abwechslungsreiche und genussvolle Ernährung möglich, die gleichzeitig die Gesundheit fördert.

Beliebte alkalische Rezeptkategorien

Rezeptpopularität für ausgeglichenen pH-Wert

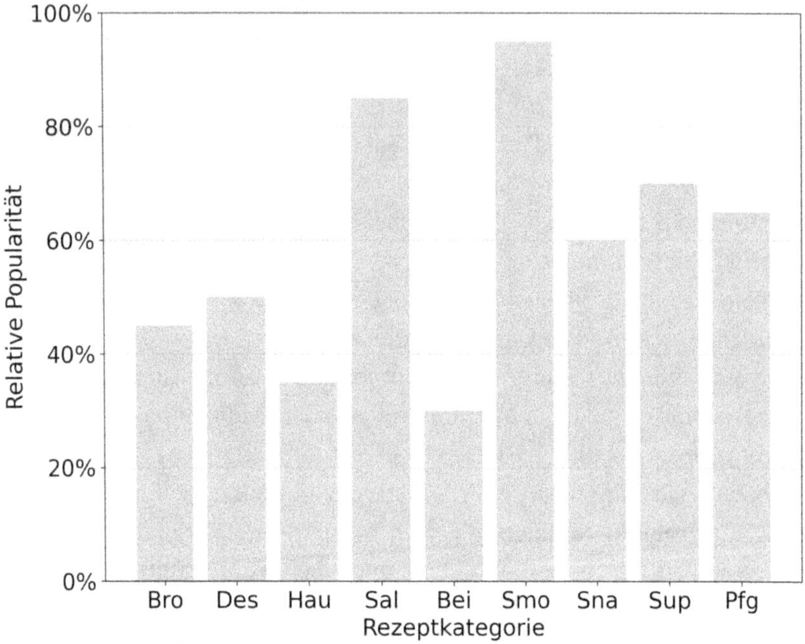

Bei: Beilagen

Bro: Frühstück

Des: Desserts

Hau: Hauptgerichte

Pfg: Pfannengerichte

Sal: Salate

Smo: Grüne Smoothies

Sna: Snacks

Sup: Suppen

Grüne Smoothies und Salate sind die beliebtesten alkalischen Rezeptkategorien, wahrscheinlich aufgrund ihrer einfachen Zubereitung und der großen Vielfalt an Zutaten. Suppen und Pfannengerichte bieten praktische und anpassbare Optionen, während Snacks und Desserts alkalische Alternativen zu herkömmlichen säurereichen Leckereien bieten. Weniger beliebte Kategorien wie Hauptgerichte und Beilagen deuten möglicherweise darauf hin, dass in diesen Bereichen leichter verfügbare und ansprechende alkalische Rezepte benötigt werden.

Schrittweise Umstellung der Ernährungsgewohnheiten

Eine nachhaltige Ernährungsumstellung gelingt am besten schrittweise. Anstatt radikale Änderungen vorzunehmen, die oft schwer durchzuhalten sind, empfiehlt es sich, klein anzufangen und neue Gewohnheiten nach und nach zu etablieren [s40]. Konzentrieren Sie sich zunächst auf einen oder zwei Bereiche, die Sie verändern möchten. Wenn Sie z.B. Ihren Zuckerkonsum reduzieren wollen, ersetzen Sie zuckerhaltige Getränke durch Wasser, ungesüßte Tees oder Fruchtsaftschorlen. Ist dieses Ziel erreicht und gefestigt, können Sie sich dem nächsten Schritt widmen, etwa der Erhöhung Ihres Gemüseverzehrs. Integrieren Sie täglich eine zusätzliche Portion Gemüse in Ihre Mahlzeiten – sei es ein Salat zum Mittagessen oder eine Gemüsebeilage zum Abendessen. Dieser Ansatz, kleine, realistische Ziele zu setzen, vermeidet Überforderung und stärkt das Selbstvertrauen [s40]. Jeder Erfolg motiviert und bestärkt Sie auf Ihrem Weg. Seien Sie geduldig und geben Sie sich Zeit. Es dauert etwa zehn Wochen, bis eine neue Verhaltensweise zur Gewohnheit wird [s40]. Betrachten Sie diesen Zeitraum nicht als Belastung, sondern als Investition in Ihre Gesundheit. Die schrittweise Integration neuer Ernährungsmuster lässt sich in verschiedene Phasen einteilen [s41]: In der *Kontemplationsphase* reflektieren Sie Ihre aktuellen Essgewohnheiten und erkennen den Bedarf für eine Veränderung. Die *Vorbereitungsphase* dient der konkreten Planung. Hier legen Sie Ziele fest, z.B. zweimal pro Woche selbst zu kochen, und überlegen, wie Sie diese erreichen können. In der *Aktionsphase* setzen Sie Ihre Pläne in die Tat um und beginnen, basische Lebensmittel in Ihren Speiseplan zu integrieren und säurereiche Produkte zu reduzieren. Die *Erhaltungsphase* schließlich zielt darauf ab, die neuen Gewohnheiten langfristig beizubehalten und in Ihren Alltag zu integrieren. Eine wichtige Erkenntnis ist, dass die Ernährungsumstellung ein individueller Prozess ist [s42]. Was für den einen funktioniert, muss für den anderen nicht zwangsläufig passend sein. Berücksichtigen Sie Ihre persönlichen Vorlieben, kulturellen Hintergründe und die Rahmenbedingungen Ihres

Alltags [s42]. Wenn Sie z.B. gerne kochen, können Sie neue basische Rezepte ausprobieren. Wenn Ihnen die Zeit zum Kochen fehlt, planen Sie Ihre Mahlzeiten im Voraus und bereiten Sie größere Mengen vor, die Sie portionieren und aufbewahren können. Die Unterstützung durch Familie und Freunde kann den Prozess zusätzlich erleichtern [s42]. Sprechen Sie mit ihnen über Ihre Ziele und bitten Sie sie um ihre Unterstützung. Gemeinsam lässt sich eine Ernährungsumstellung leichter umsetzen und langfristig beibehalten. Auch die Berücksichtigung praktischer Aspekte wie Kosten und die Verfügbarkeit von Lebensmitteln ist relevant [s42]. Wählen Sie saisonales Gemüse und Obst aus der Region, das oft günstiger ist und kurze Transportwege hat. Nutzen Sie die Möglichkeit, basische Lebensmittel in größeren Mengen einzukaufen und einzufrieren, um Kosten zu sparen und die Verfügbarkeit zu gewährleisten. Die schrittweise Umstellung der Ernährungsgewohnheiten, begleitet von individueller Planung und sozialer Unterstützung, erhöht die Wahrscheinlichkeit einer langfristigen Ernährungsumstellung und fördert so Ihre Gesundheit.

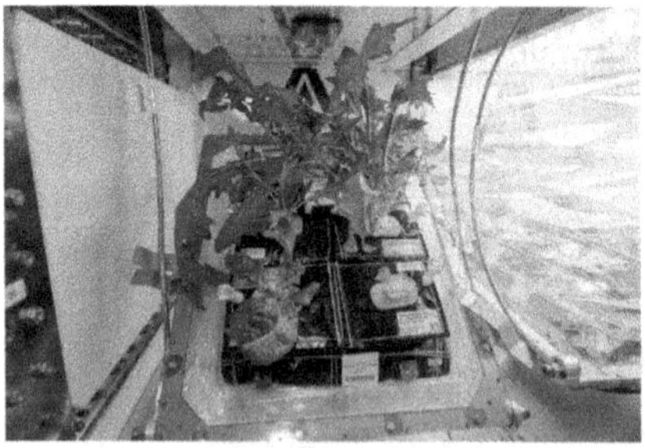

Gemüseverzehr [i43]

Gut zu wissen

Basische Lebensmittel

Lebensmittel, die reich an basischen Mineralstoffen sind und dazu beitragen, den Säure-Basen-Haushalt auszugleichen und einer Übersäuerung vorzubeugen.

Fruchtsaftschorlen

Mischungen aus Fruchtsaft und Wasser, die eine gesündere Alternative zu zuckerhaltigen Getränken darstellen und helfen können, den Säure-Basen-Haushalt im Gleichgewicht zu halten.

Kontemplationsphase

Die Phase der Ernährungsumstellung, in der man seine aktuellen Essgewohnheiten überdenkt und den Bedarf an Veränderung erkennt, um die Säure-Basen-Balance zu verbessern.

Saurereiche Produkte

Lebensmittel, die den Säure-Basen-Haushalt in Richtung sauer verschieben und bei übermäßigem Verzehr zu einer Übersäuerung des Körpers beitragen können.

Zuckerhaltige Getränke

Getränke mit hohem Zuckergehalt, die im Rahmen einer Ernährungsumstellung zur Bekämpfung von Übersäuerung reduziert oder vermieden werden sollten, da sie den Säure-Basen-Haushalt negativ beeinflussen können.

Erfolgsquote bei schrittweiser Ernährungsumstellung

Zusammenhang zwischen der Dauer der Ernährungsumstellung und dem Erfolg beim Erreichen des Säure-Basen-Gleichgewichts.

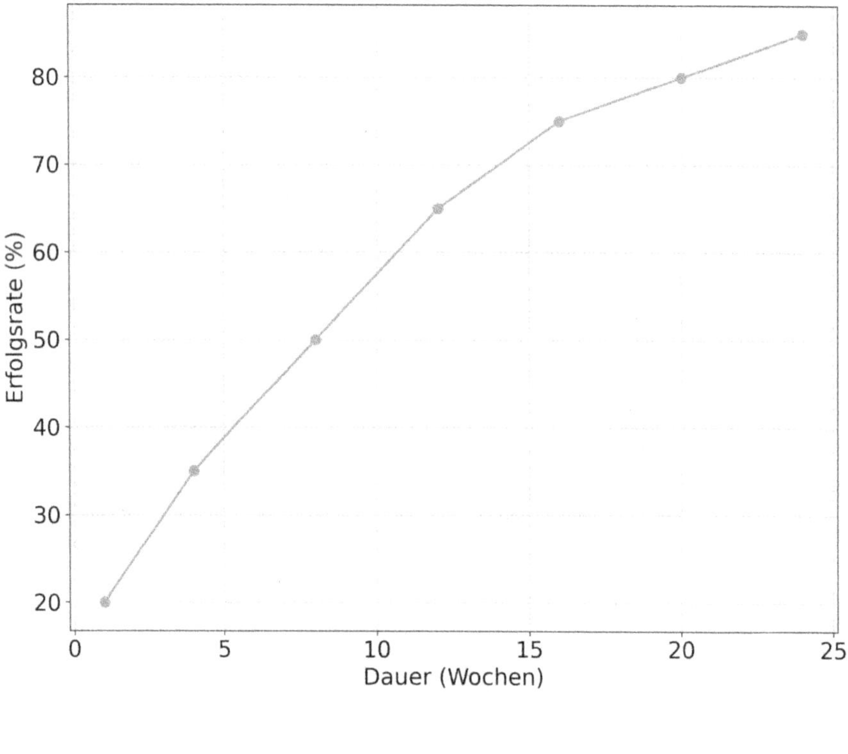

Die Daten legen einen positiven Zusammenhang zwischen der Dauer der Ernährungsumstellung und der Erfolgsquote nahe. Während anfängliche Änderungen zu einer gewissen Verbesserung führen können, scheint eine längere, nachhaltige Anstrengung entscheidend für optimale und dauerhafte Ergebnisse beim Erreichen des Säure-Basen-Gleichgewichts zu sein. Dies unterstreicht die Bedeutung von Geduld und Engagement für einen langfristigen Ansatz für signifikante und nachhaltige Verbesserungen der Gesundheit.

Konkrete Ratschläge

- Entwickeln Sie ein persönliches "Basen-Barometer" mit Ihren Lieblingslebensmitteln, sortiert nach basenbildender Wirkung.
- Richten Sie einen Bereich in Ihrer Küche als "Basen-Station" ein, mit stets griffbereiten Zutaten wie Nüssen, Samen und Trockenfrüchten.
- Organisieren Sie einen "Basen-Tausch" mit Freunden: Jeder bringt ein selbstgekochtes basisches Gericht mit und teilt Rezepte.
- Verwandeln Sie Ihr nächstes Abendessen in ein "Basen-Buffet" mit verschiedenen basischen Speisen zur Auswahl.
- Kreieren Sie Ihre eigene "Basen-Challenge": Integrieren Sie jeden Tag eine neue basenbildende Zutat in Ihre Ernährung.
- Besuchen Sie einen Bauernmarkt und lassen Sie sich von der Vielfalt an regionalem und saisonalem Gemüse inspirieren.
- Nehmen Sie sich Zeit für die Zubereitung Ihrer Mahlzeiten und zelebrieren Sie das Kochen als Akt der Selbstfürsorge.
- Laden Sie Freunde zu einem gemeinsamen Kochabend mit basischen Rezepten ein.
- Machen Sie aus dem Einkauf basischer Lebensmittel ein bewusstes Erlebnis und entdecken Sie neue Produkte.
- Entwickeln Sie ein "Notfall-Basen-Kit" für unterwegs mit Mandeln, Trockenfrüchten und basischen Riegeln.
- Verknüpfen Sie die Umstellung Ihrer Ernährung mit einem anderen positiven Ziel, zum Beispiel mehr Zeit in der Natur zu verbringen.
- Belohnen Sie sich für Ihre Fortschritte mit einem besonderen basischen Gericht oder einem entspannenden Ritual.

Rückblick - 3. Entsäuerung des Körpers durch Ernährung

Der Weg zu einem ausgeglichenen Säure-Basen-Haushalt führt über eine bewusste Ernährung. Dabei geht es nicht um strikte Verbote oder komplizierte Diätpläne, sondern um eine schrittweise und nachhaltige Integration basischer Lebensmittel in Ihren Alltag. Beginnen Sie beispielsweise damit, Ihren Speiseplan mit mehr Gemüse anzureichern. Integrieren Sie täglich eine zusätzliche Portion Gemüse in Ihre Mahlzeiten, sei es als Salat, Suppe oder gedünstetes Gemüse als Beilage. Achten Sie auf Abwechslung und greifen Sie zu verschiedenen Sorten, um von einem breiten Spektrum an basischen Mineralstoffen und sekundären Pflanzenstoffen zu profitieren. Bereits kleine Veränderungen können einen spürbaren Unterschied machen. Tauschen Sie beispielsweise zuckerhaltige Getränke gegen Wasser mit Zitrone oder Kräutertees aus und snacken Sie zwischendurch lieber Nüsse und Obst statt zu stark verarbeiteten Produkten zu greifen.

Neben Gemüse und Obst spielen auch Kräuter und Gewürze eine wichtige Rolle bei der Entsäuerung. Verfeinern Sie Ihre Speisen mit frischen Kräutern wie Petersilie, Dill oder Schnittlauch und experimentieren Sie mit Gewürzen wie Kurkuma, Ingwer und Zimt. Diese liefern nicht nur wertvolle Mineralstoffe, sondern verleihen Ihren Gerichten auch eine aromatische Note. Bei der Auswahl Ihrer Lebensmittel sollten Sie auf Qualität achten. Bevorzugen Sie saisonale Produkte aus der Region und greifen Sie nach Möglichkeit zu Bio-Lebensmitteln, um Ihren Körper nicht zusätzlich mit Pestiziden zu belasten. Auch die Zubereitung spielt eine Rolle: schonendes Dünsten oder Garen im Ofen erhält die wertvollen Nährstoffe besser als langes Kochen.

Die Umstellung Ihrer Ernährungsgewohnheiten erfordert Zeit und Geduld. Setzen Sie sich realistische Ziele und steigern Sie den Anteil basischer Lebensmittel schrittweise. Überfordern Sie sich nicht mit radikalen Diäten, sondern integrieren Sie die neuen Ernährungsmuster langsam aber stetig in Ihren Alltag. Ein gut strukturierter Wochenplan kann Ihnen dabei helfen, den Überblick zu behalten und sicherzustellen, dass Sie ausreichend basische Lebensmittel zu sich nehmen. Berücksichtigen Sie dabei Ihre individuellen Bedürfnisse und Vorlieben. Wenn Sie beispielsweise unter einer Nierenerkrankung leiden, sollten Sie die Kaliumzufuhr im Blick behalten und Ihren Arzt oder Ernährungsberater konsultieren. Auch bei anderen gesundheitlichen Einschränkungen ist eine professionelle Beratung empfehlenswert.

Die Entsäuerung des Körpers durch Ernährung ist ein individueller Prozess. Hören Sie auf Ihren Körper, beobachten Sie, wie er auf die Umstellung reagiert und passen Sie Ihren Speiseplan gegebenenfalls an. Lassen Sie sich nicht entmutigen, wenn es einmal nicht so läuft wie geplant. Jeder Schritt in Richtung einer basenreicheren Ernährung ist ein Gewinn für Ihre Gesundheit. Mit einer ausgewogenen Ernährung, die reich an basischen Lebensmitteln ist, unterstützen Sie Ihren Körper dabei, sein Säure-Basen-Gleichgewicht zu regulieren und legen so den Grundstein für mehr Wohlbefinden und Vitalität.

4. Bewegung und Körperpflege zur Entsäuerung

Haben Sie sich jemals gefragt, warum nach einem Waldspaziergang oder einer Sauna Ihr Körper wie neugeboren fühlt? Unser Organismus verfügt über erstaunliche Mechanismen, um Säuren auszuscheiden – wir müssen ihm nur die richtigen Impulse geben. Von der bewussten Atmung bis zu speziellen Hautanwendungen existieren zahlreiche Möglichkeiten, die natürlichen Entgiftungsprozesse zu unterstützen, ohne dabei auf Nahrungsergänzungsmittel zurückgreifen zu müssen. Die folgenden Seiten offenbaren, wie Sie durch einfache, aber wirkungsvolle Alltagsroutinen Ihren Säure-Basen-Haushalt nachhaltig ins Gleichgewicht bringen können.

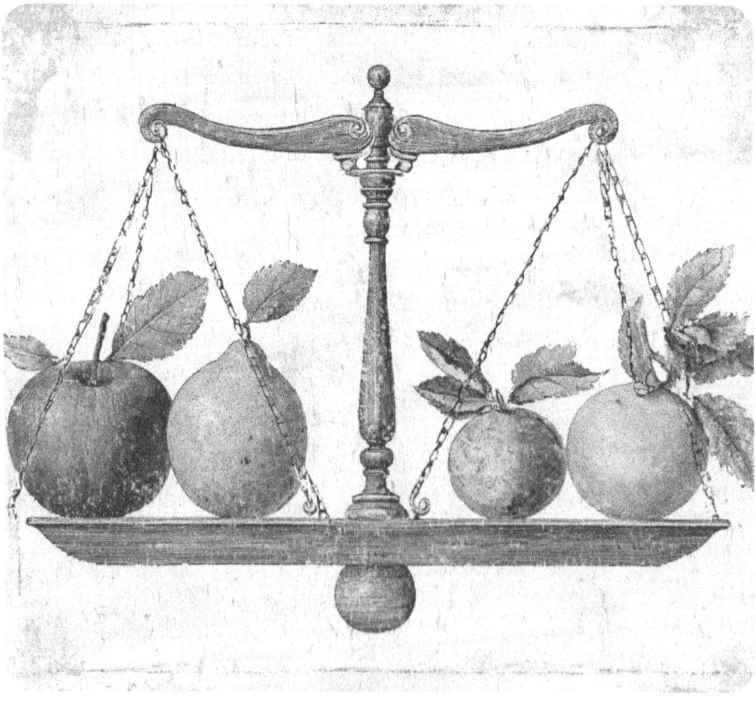

4. 1 Bewegungsformen zur Unterstützung der Entsäuerung

Ein ausgeglichener Säure-Basen-Haushalt ist essentiell für Gesundheit und Wohlbefinden. Bewegung spielt eine entscheidende Rolle bei der Entsäuerung des Körpers, da sie den Abtransport saurer Stoffwechselprodukte fördert und das Lymphsystem aktiviert. Verschiedene Bewegungsformen wirken sich unterschiedlich auf den Entsäuerungsprozess aus. Dieses Kapitel beleuchtet die Zusammenhänge und zeigt, wie gezielte Bewegung die körpereigene Entsäuerung unterstützen kann. Entdecken Sie, wie Sie durch die richtige Bewegung Ihr Säure-Basen-Gleichgewicht optimieren und Ihre Gesundheit fördern.

Für eine effektive Entsäuerung des Körpers ist ein Zusammenspiel aus regelmäßigem Ausdauertraining, gezielten Übungen zur Förderung des Lymphflusses, sowie faszienorientierter Bewegung entscheidend.

Ausdauertraining zur Säureausleitung

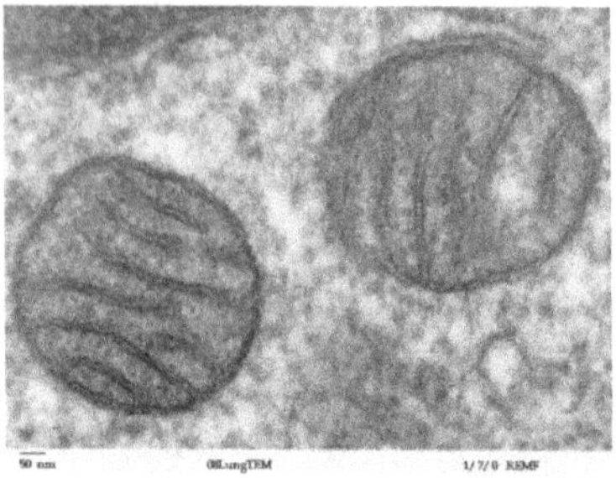

Mitochondrien [i45]

Ausdauertraining trägt durch verschiedene Mechanismen zur Regulation des Säure-Basen-Haushalts bei. Durch die vertiefte Atmung während des Trainings wird vermehrt Kohlendioxid abgeatmet, ein Abfallprodukt des Stoffwechsels, das im Körper sauer wirkt. Dieser Effekt entlastet die Puffersysteme des Körpers, die für die Neutralisierung von Säuren zuständig sind. Die verbesserte Durchblutung der Muskulatur und anderer Gewebe fördert den Abtransport saurer Stoffwechselprodukte wie Laktat. Langfristig stärkt regelmäßiges Ausdauertraining die Muskulatur und erhöht die Anzahl der Mitochondrien, die "Kraftwerke" der Zellen. In diesen Mitochondrien findet die aerobe Energiegewinnung statt, ein Prozess, der im Vergleich zur anaeroben Energiegewinnung weniger saure Stoffwechselprodukte erzeugt. Ein Läufer, der seine wöchentliche Laufstrecke kontinuierlich steigert und dabei in einem moderaten Pulsbereich trainiert, nutzt primär die aerobe Energiegewinnung und unterstützt so die Säure-Basen-Balance.

Die Art des Ausdauertrainings spielt für den Effekt auf den Säure-Basen-Haushalt eine Rolle. Grundsätzlich eignen sich alle Ausdauersportarten, die über einen längeren Zeitraum mit moderater Intensität durchgeführt werden. Dazu zählen etwa:

- Schwimmen
- Radfahren
- Joggen
- Walking
- Wandern

Wichtig ist, die Intensität des Trainings an den individuellen Fitnesszustand anzupassen. Ein zu intensives Training kann im Gegenteil zur Übersäuerung führen, da der Körper bei hoher Belastung vermehrt auf die anaerobe Energiegewinnung zurückgreift, bei der Laktat entsteht. Als Faustregel gilt, dass man sich während des Trainings noch unterhalten können sollte. Die optimale Trainingsdauer hängt von der Intensität und der individuellen Leistungsfähigkeit ab und liegt in der Regel zwischen 30 und 60 Minuten. Um die positiven Effekte des Ausdauertrainings auf den Säure-Basen-Haushalt optimal zu nutzen, sollte das Training regelmäßig, am besten mehrmals pro Woche, durchgeführt werden. Eine allmähliche Steigerung der Trainingsdauer und -intensität ist empfehlenswert, um den Körper an die Belastung zu gewöhnen und Überlastung zu vermeiden. Neben der Wahl der Sportart und der Trainingsintensität beeinflussen weitere Faktoren den Effekt des Ausdauertrainings auf den Säure-Basen-Haushalt. Eine ausgewogene Ernährung mit ausreichend Obst und Gemüse liefert dem Körper wichtige Mineralstoffe wie Kalium, Magnesium und Calcium, die an der Regulation des Säure-Basen-Haushaltes beteiligt sind. Eine ausreichende Flüssigkeitszufuhr, etwa in Form von Wasser oder ungesüßtem Tee, unterstützt die Ausscheidung saurer Stoffwechselprodukte über die Nieren. Auch Stress kann den Säure-Basen-Haushalt negativ beeinflussen. Entspannungstechniken wie Yoga oder Meditation können helfen, Stress abzubauen und so indirekt zur Entsäuerung beitragen. Wer etwa nach einem anstrengenden Arbeitstag einen Spaziergang an der frischen Luft macht, kombiniert die positiven Effekte von Bewegung und Entspannung. Die Kombination von Ausdauertraining mit anderen Maßnahmen zur Entsäuerung kann die Effektivität zusätzlich steigern. Eine basenreiche Ernährung mit viel Obst und Gemüse liefert dem Körper wichtige Mineralien und unterstützt die Pufferkapazität des Blutes. Auch basische Bäder oder die Einnahme von Basenpräparaten können den Säure-Basen-Haushalt positiv beeinflussen. Wichtig ist jedoch, dass diese Maßnahmen nicht als Ersatz für eine gesunde Lebensweise und regelmäßiges Ausdauertraining betrachtet werden sollten. Vielmehr sollten sie als Ergänzung gesehen werden, um den Körper optimal zu unterstützen. Ein Läufer, der auf eine basenreiche Ernährung achtet und zusätzlich regelmäßig basische Bäder nimmt, kann so die positiven Effekte seines Trainings auf den Säure-Basen-Haushalt maximieren. Ausdauertraining ist ein effektives Mittel zur Unterstützung des Säure-Basen-Haushaltes. Durch die vertiefte Atmung, die verbesserte Durchblutung und die langfristige Anpassung des Stoffwechsels trägt es zur Ausleitung saurer Stoffwechselprodukte bei. Die Wahl der Sportart, die Trainingsintensität, die Ernährung, die Flüssigkeitszufuhr und das Stressmanagement spielen dabei eine wichtige Rolle. Durch die Kombination von Ausdauertraining mit anderen Maßnahmen zur Entsäuerung kann die Effektivität zusätzlich gesteigert werden. Wer regelmäßig Sport treibt, sich ausgewogen ernährt und auf seinen Körper achtet, legt damit den Grundstein für einen gesunden Säure-Basen-Haushalt und ein gesteigertes Wohlbefinden. Ein regelmäßiger Spaziergang im Wald, kombiniert mit einer bewussten Atmung, kann so einen wertvollen Beitrag zur Gesundheit leisten.

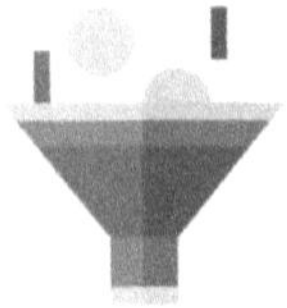

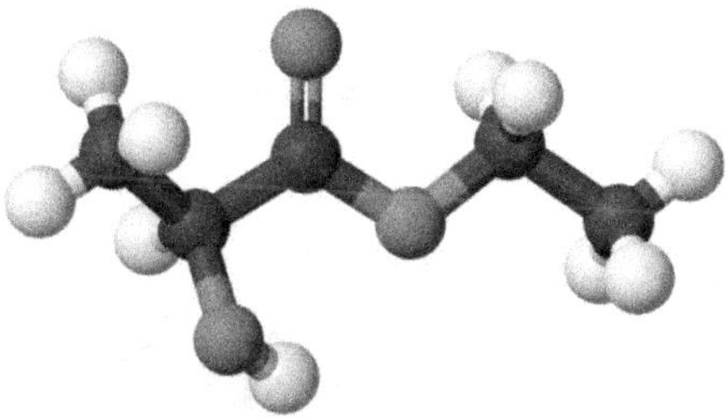

Laktat [i44]

Laktatschwelle und Säureabbau

Zusammenhang zwischen Trainingsintensität und Laktatproduktion/-abbau.

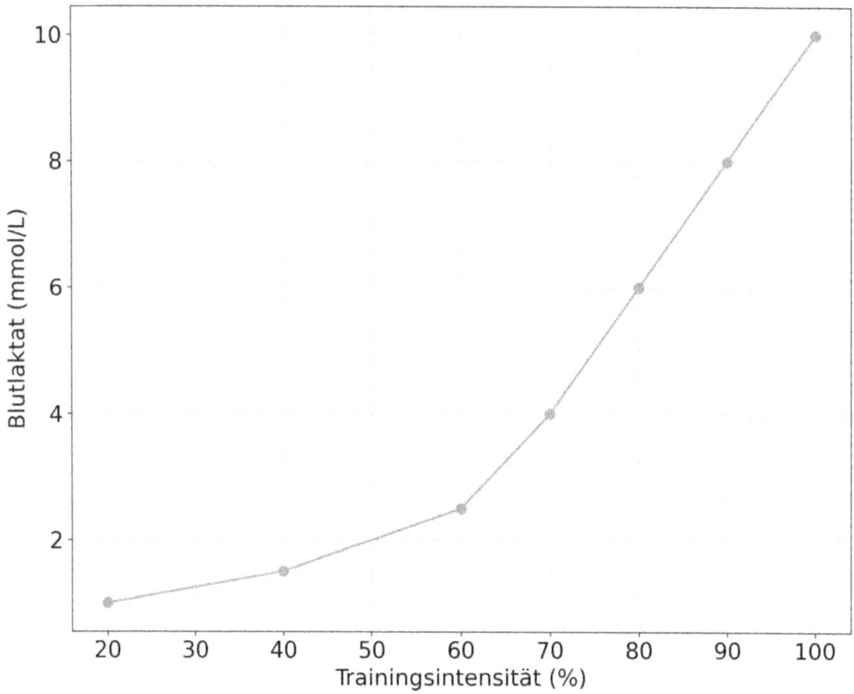

Die Grafik veranschaulicht, wie Laktat, ein Nebenprodukt des anaeroben Stoffwechsels und ein Faktor für den Säuregehalt, mit der Trainingsintensität zunimmt. Anfangs sind Laktatproduktion und -abbau im Gleichgewicht. Jenseits der Laktatschwelle wird der Abbau weniger effizient, was zu einer Akkumulation und einem erhöhten Säuregehalt führt. Regelmäßiges Ausdauertraining kann die Laktatschwelle nach rechts verschieben, wodurch eine höhere Intensität möglich ist, bevor eine signifikante Laktatakkumulation auftritt, was den Säure-Basen-Haushalt während des Trainings verbessert.

Gezielte Übungen für den Lymphfluss

Der Lymphfluss spielt eine entscheidende Rolle für den Abtransport von Stoffwechselprodukten und somit auch für die Regulation des Säure-Basen-Haushaltes. Im Gegensatz zum Blutkreislauf, der von einem zentralen Pumpmechanismus, dem Herzen, angetrieben wird, ist das Lymphsystem auf die Bewegung der Muskeln und die Atmung angewiesen. Gezielte Übungen können diesen Fluss unterstützen und so die Entsäuerung des Körpers fördern. Manuelle Lymphdrainage (MLD) kann, Studien zufolge, die Elimination von Laktat und Muskelenzymen nach submaximaler Belastung beschleunigen [s43]. Durch die Förderung des Lymphstroms und die verbesserte Reabsorption von Metaboliten, trägt MLD zu einer schnelleren Entfernung von Stoffwechselendprodukten bei [s43]. Dies ist besonders nach dem Sport relevant, da eine Anhäufung von sauren Stoffwechselprodukten, wie Laktat, zu Muskelkater und einer Übersäuerung führen kann.

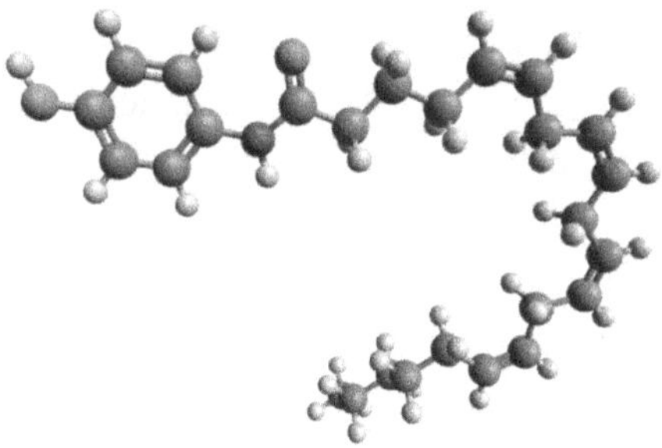

Metaboliten [i46]

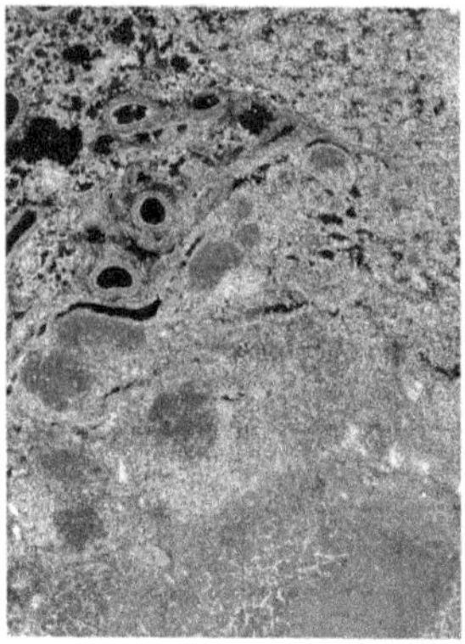

Lymphe [i47]

Neben der MLD existieren weitere Techniken zur Anregung des Lymphsystems. Die sogenannte „Pedal Pump Lymphatic Technique“ konnte in einer Studie, im Vergleich zur passiven Erholung, nach 20 Minuten signifikant niedrigere Blutlaktatwerte erzielen [s44]. Diese Technik beinhaltet rhythmische Bewegungen der Füße und Unterschenkel, die den Lymphfluss in den Beinen aktivieren. Durch die verbesserte lymphatische Funktion kann die Regeneration nach intensiver Belastung unterstützt und so der Übersäuerung entgegengewirkt werden [s44]. Ähnlich wie bei der Ausdauerbelastung ist auch hier die Regelmäßigkeit entscheidend. Integrieren Sie daher regelmäßig Übungen zur Förderung des Lymphflusses in Ihren Alltag. Schon einfache Maßnahmen, wie regelmäßiges tiefes Atmen, können den Lymphfluss positiv beeinflussen, da die rhythmischen Druckveränderungen im Brust- und Bauchraum den Transport der Lymphe unterstützen. Bewegungen, die die Beinmuskulatur aktivieren, unter anderem Spaziergänge, Radfahren oder Schwimmen, sind ebenfalls empfehlenswert. Durch die Muskelkontraktionen wird die Lymphe in Richtung Herz transportiert und Stoffwechselendprodukte können effizienter abtransportiert werden. Wer beispielsweise nach einem langen Bürotag regelmäßig kurze Pausen einlegt, um die Füße zu bewegen oder ein paar Schritte zu gehen, kann so den Lymphfluss anregen und einem Flüssigkeitsstau in den Beinen vorbeugen.

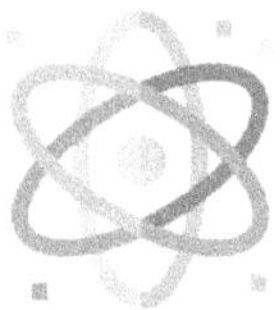

Gut zu wissen

Lymphe

Körperflüssigkeit, die Abfallstoffe aus dem Gewebe abtransportiert und eine wichtige Rolle bei der Entsäuerung spielt, indem sie saure Stoffwechselprodukte entfernt.

Lymphsystem

Ein Netzwerk von Gefäßen und Organen, das die Lymphe durch den Körper transportiert und zur Entsäuerung beiträgt, indem es saure Abfallprodukte aus dem Gewebe filtert.

Metaboliten

Stoffwechselprodukte, die im Körper entstehen und teilweise sauer sind. Bewegung hilft, diese sauren Metaboliten abzutransportieren und so die Übersäuerung zu reduzieren.

Pedal Pump Lymphatic Technique

Eine Technik mit rhythmischen Fuß- und Unterschenkelbewegungen, die den Lymphfluss anregt und die Entsäuerung fördert.

Effektivität von Übungen zur Lymphaktivierung

Relative Effektivität verschiedener Übungen zur Anregung des Lymphabflusses.

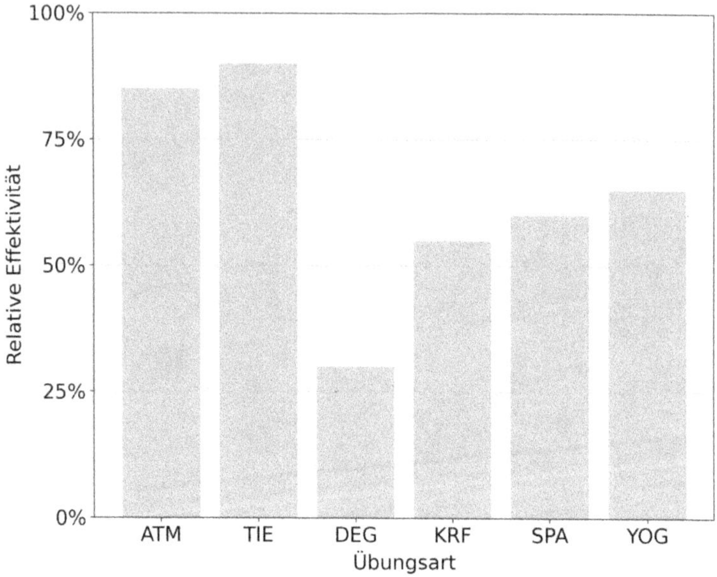

ATM: Atemübungen
DEG: Dehnen
KRF: Krafttraining
SPA: Spaziergang
TIE: Trampolinspringen
YOG: Yoga

Während alle aufgeführten Übungen zum Lymphfluss beitragen, scheinen Rückprall- und Atemübungen besonders effektiv zu sein. Aktivitäten mittlerer Intensität wie Yoga und Gehen bieten ein gutes Gleichgewicht zwischen Zugänglichkeit und Nutzen. Weniger kräftige Übungen wie Dehnen zeigen, obwohl sie dennoch nützlich sind, eine vergleichsweise geringere Wirkung auf die Lymphaktivierung. Dies deutet darauf hin, dass Übungen mit rhythmischen Muskelkontraktionen und tiefen Atemmustern am effektivsten sind, um die Lymphzirkulation zu fördern und die Entgiftung zu unterstützen.

Faszien und Übersäuerung - Zusammenhänge und Lösungen

Faszien, das netzartige Bindegewebe, das Muskeln, Organe und Knochen umhüllt, beeinflusst den Säure-Basen-Haushalt auf verschiedene Weisen. Die Faszien selbst enthalten viel Wasser und dienen als Transportmedium für Nährstoffe und Stoffwechselprodukte. Eine Übersäuerung kann die Struktur und Funktion der Faszien beeinträchtigen. Die sauren Stoffwechselendprodukte können sich im Bindegewebe einlagern und zu Verklebungen und Verspannungen führen. Dies wiederum kann die Beweglichkeit einschränken und Schmerzen verursachen. Bewegungsmangel verstärkt diesen Effekt, da der Abtransport der sauren Substanzen über das lymphsystem behindert wird. Dieses ist, anders als der Blutkreislauf, nicht an ein pumpendes Organ gekoppelt und benötigt Muskelaktivität für den Transport der Lymphe. Ein angespannter, übersäuerter Muskel etwa im Schulter-Nacken-Bereich kann so den Lymphfluss und damit den Abtransport von sauren Stoffwechselprodukten behindern. Umgekehrt können gesunde, gut hydrierte Faszien die Entsäuerung fördern. Sie gewährleisten einen optimalen Stofftransport und unterstützen die Ausscheidung von sauren Valenzen. Gezielte Bewegungsformen, die die Faszien ansprechen, verbessern deren Flexibilität und fördern den Lymphfluss. Dadurch werden die sauren Stoffwechselprodukte effektiver abtransportiert.

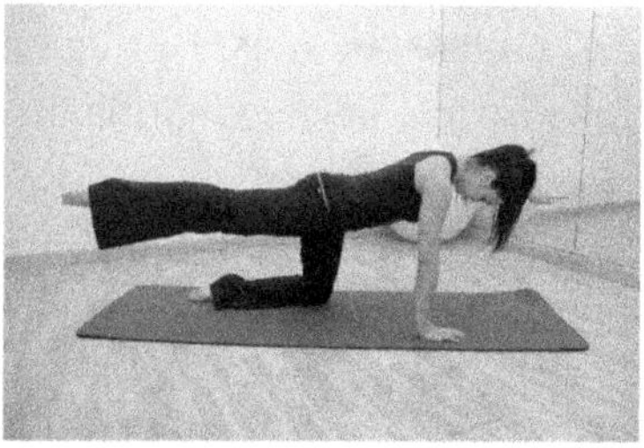

Pilates [148]

Eine Kombination verschiedener Ansätze ist für die Gesunderhaltung des Fasziengewebes und die Regulierung des Säure-Basen-Haushaltes empfehlenswert. Ausdauertraining, wie im vorherigen Abschnitt beschrieben, regt den Stoffwechsel und die Durchblutung an und fördert so den Abtransport saurer Substanzen. Zusätzlich sind spezielle

Faszienübungen sinnvoll. Diese zeichnen sich durch langsame, fließende Bewegungen und Dehnungen aus, die die Faszien stimulieren und Verklebungen lösen. Yoga, Pilates und spezielle Faszientrainings bieten hierfür zahlreiche Übungsmöglichkeiten. Ergänzend können dynamische Dehnübungen, bei denen federnde Bewegungen ausgeführt werden, die Faszienelastizität verbessern. Wer etwa morgens nach dem Aufstehen einige Minuten lang sanfte Dehnübungen für den Rücken und die Beine durchführt, aktiviert den Stoffwechsel und fördert die Faszienfunktion. Die sogenannte "Katze-Kuh"-Übung aus dem Yoga ist ein gutes Beispiel für eine solche dynamische Dehnung der Wirbelsäule. Neben Bewegung spielt die Flüssigkeitszufuhr eine entscheidende Rolle für die Faszienhydration. Ausreichend Wasser trinken unterstützt den Transport von Nährstoffen und die Ausscheidung von Stoffwechselendprodukten im Fasziengewebe. Eine basenreiche Ernährung kann ebenfalls dazu beitragen, die Säurebelastung im Körper zu reduzieren und so die Faszien zu entlasten. Obst, Gemüse und

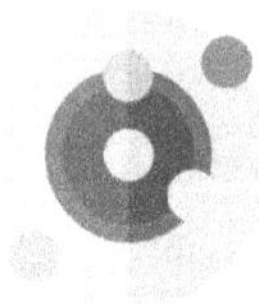

basische Mineralien unterstützen die Regulation des Säure-Basen-Haushaltes. Die Selbstmassage mit einer Faszienrolle kann zusätzlich Verspannungen lösen und die Durchblutung im Gewebe verbessern. Durch den Druck der Rolle werden Verklebungen im Fasziengewebe gelöst und die Flüssigkeit im Gewebe besser verteilt. Regelmäßiges Rollen, etwa der Oberschenkelrückseite nach dem Laufen, kann so Muskelkater vorbeugen und die Regeneration fördern. Zusammenfassend lässt sich sagen, dass ein Zusammenspiel aus Bewegung, Ernährung und gezielter Körperpflege die Faszien gesund hält und die Entsäuerung des Körpers unterstützt. Einseitige Belastungen, Bewegungsmangel und eine säurereiche Ernährung hingegen können zu Verklebungen und Verspannungen im Fasziengewebe führen und den Abtransport von sauren Stoffwechselendprodukten behindern. Wer auf seinen Körper achtet und die oben genannten Maßnahmen in seinen Alltag integriert, kann so langfristig seine Gesundheit und sein Wohlbefinden positiv beeinflussen.

Faszienbehandlung und Säurereduktion

Auswirkung der Trainingsintensität auf die Säurereduktion und die Faszien-Gesundheit.

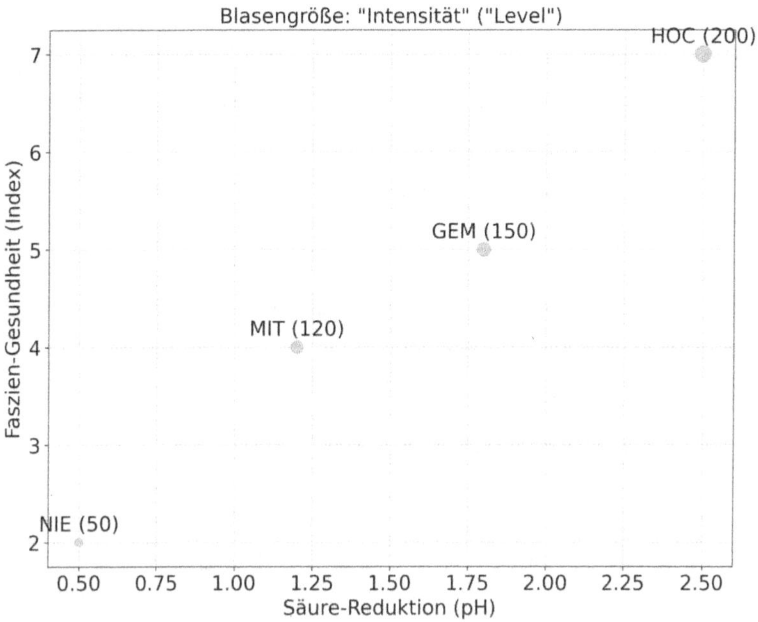

Blasengröße: Intensität (Level)

GEM: Gemischte Intensität (Cross-Training)

HOC: Hohe Intensität (HIIT, Laufen)

MIT: Moderate Intensität (Schnelles Gehen, Radfahren)

NIE: Niedrige Intensität (Yoga, Stretching)

Übungen mit höherer Intensität zeigen einen größeren Einfluss sowohl auf die Faszien-Gesundheit als auch auf die Säurereduktion, was darauf hindeutet, dass kräftige Bewegung der Schlüssel zum Erreichen beider Vorteile ist. Übungen mit moderater Intensität bieten ein Gleichgewicht zwischen Nutzen und Zugänglichkeit, während Übungen mit geringer Intensität, obwohl sie weniger Einfluss auf den Säuregehalt haben, dennoch positiv zur Faszien-Gesundheit beitragen und ein guter Ausgangspunkt sind. Dies deutet darauf hin, dass ein abgestufter Trainingsansatz mit einer Mischung aus Intensitäten für das allgemeine Wohlbefinden optimal ist.

Konkrete Ratschläge

- Integrieren Sie rhythmisches Hüpfen auf einem Trampolin in Ihren Alltag, um den Lymphfluss sanft anzuregen und die Zellen zu beleben.
- Nutzen Sie die Treppe statt des Aufzugs: Jede Stufe aktiviert die Beinmuskulatur und unterstützt den Abtransport saurer Stoffwechselprodukte.
- Strecken Sie sich mehrmals täglich ausgiebig, als würden Sie einen Apfel vom Baum pflücken, um die Faszien zu dehnen und den Körper zu erfrischen.
- Rotieren Sie Ihre Gelenke kreisartig – von den Fußgelenken bis zu den Schultern – um die Beweglichkeit zu fördern und den Lymphfluss anzuregen.
- Schwingen Sie Ihre Arme beim Gehen locker mit, um die Brustmuskulatur zu aktivieren und die Atmung zu vertiefen.
- Legen Sie sich nach dem Sport flach auf den Rücken, winkeln Sie die Beine an und stellen Sie die Füße auf. Heben Sie nun Ihr Becken leicht an und halten Sie diese Position kurz, um den Lymphfluss im Bauchraum zu fördern.
- Massieren Sie sich sanft die Fußsohlen, um Reflexzonen zu stimulieren und die Durchblutung im gesamten Körper zu verbessern.
- Tragen Sie bequeme Kleidung, die Ihre Bewegungsfreiheit nicht einschränkt und den Lymphfluss nicht behindert.
- Atmen Sie beim Dehnen bewusst in die gedehnte Körperregion hinein, um Verspannungen zu lösen und die Sauerstoffversorgung zu verbessern.
- Lassen Sie beim Ausatmen bewusst los und stellen Sie sich vor, wie die sauren Stoffwechselprodukte Ihren Körper verlassen.

4. 2 Atemtechniken und Entspannungsmethoden

Stress und falsche Atmung können das Säure-Basen-Gleichgewicht stören und diverse Beschwerden verursachen. Atemtechniken und Entspannungsmethoden bieten wirksame Werkzeuge, um diesen Problemen entgegenzuwirken und das innere Gleichgewicht wiederherzustellen. Sie beeinflussen die Stresshormonausschüttung, das vegetative Nervensystem und die Kohlendioxidregulation. Entdecken Sie im Folgenden, wie gezielte Atemübungen und Entspannungstechniken Ihre Gesundheit und Ihr Wohlbefinden nachhaltig verbessern können.

Tiefe, langsame Atmung, insbesondere Zwerchfellatmung, kombiniert mit Entspannungstechniken wie Meditation, fördert die Stressreduktion und unterstützt so das Säure-Basen-Gleichgewicht, indem sie die Aktivität des parasympathischen Nervensystems stärkt und den Kohlendioxidspiegel reguliert.

Tiefes Atmen zur Kohlendioxidabgabe

Tiefes Atmen beeinflusst den Kohlendioxidgehalt im Blut und spielt eine Rolle bei der Regulierung des Säure-Basen-Haushaltes. Durch schnelles, flaches Atmen (Hyperventilation) wird vermehrt Kohlendioxid abgeatmet, was zu einem Abfall des Kohlendioxidpartialdrucks im Blut führt [s45]. Dieser Abfall kann zu einer respiratorischen Alkalose führen, einem Zustand, bei dem der pH-Wert des Blutes ansteigt und Symptome wie Schwindel und Kribbeln in den Extremitäten auftreten können. Tiefes Atmen hingegen, insbesondere unter Einsatz des Zwerchfells, verlangsamt die Atemfrequenz und normalisiert den Kohlendioxidspiegel. Dies hilft, den pH-Wert des Blutes im Gleichgewicht zu halten und die mit Hyperventilation verbundenen Symptome zu vermeiden. Eine bewusste Verlangsamung der Atmung auf unter 10 Atemzüge pro Minute kann die Aktivität des parasympathischen Nervensystems fördern [s46]. Dieses System ist für Ruhe und Erholung zuständig und seine Aktivierung trägt zur Entspannung und Stressreduktion bei. Die Zwerchfellatmung, auch Bauchatmung genannt, ist eine besonders effektive Methode, um tief zu atmen und die Kohlendioxidabgabe zu regulieren. Dabei dehnt sich der Bauch beim Einatmen aus und senkt sich beim Ausatmen wieder. Um die Zwerchfellatmung zu üben, legen Sie eine Hand auf den Bauch und atmen Sie tief ein, sodass sich die Hand hebt. Beim Ausatmen senkt sich die Hand wieder. Konzentrieren Sie sich darauf, die Atemzüge langsam und gleichmäßig zu gestalten. Mit etwas Übung lässt sich die Zwerchfellatmung in den Alltag integrieren, z.B. während kurzer Pausen oder vor dem Schlafengehen. Durch regelmäßiges Üben kann die Zwerchfellatmung dazu beitragen, die Atmung zu kontrollieren, Stress abzubauen und das allgemeine Wohlbefinden zu steigern. Langsame Atemtechniken wirken sich nicht nur auf die körperliche Ebene, sondern auch auf die psychische Gesundheit aus. Sie fördern die Flexibilität des autonomen Nervensystems, welches unter anderem Herzfrequenz, Atmung und Verdauung steuert [s46]. Eine erhöhte

Flexibilität des autonomen Nervensystems ermöglicht eine bessere Anpassung an Stresssituationen und trägt zur emotionalen Regulation bei. Studien zeigen, dass langsame Atmung mit einer erhöhten Herzfrequenzvariabilität (HRV) korreliert, einem Indikator für die Fähigkeit des Körpers, sich an wechselnde Anforderungen anzupassen [s46]. Eine hohe HRV wird mit einer verbesserten Stressresistenz und einem geringeren Risiko für Herz-Kreislauf-Erkrankungen in Verbindung gebracht. Zusätzlich zur Zwerchfellatmung gibt es weitere Atemtechniken, die helfen können, die Atmung zu regulieren und Stress abzubauen. Die Wechselatmung, auch Nadi Shodhana genannt, ist eine Yoga-Atemtechnik, bei der abwechselnd durch das linke und rechte Nasenloch geatmet wird. Diese Technik kann beruhigend wirken und die Konzentration fördern. Die 4-7-8-Atmung ist eine weitere Methode, bei der 4 Sekunden lang eingeatmet, 7 Sekunden lang die Luft angehalten und 8 Sekunden lang ausgeatmet wird. Diese Technik kann helfen, schnell zu entspannen und Ängste zu reduzieren. Durch die bewusste Steuerung der Atmung können Sie Einfluss auf Ihren körperlichen und emotionalen Zustand nehmen und so zu mehr Wohlbefinden und innerer Ruhe gelangen. Die Integration von Atemübungen in den Alltag kann eine wertvolle Unterstützung bei der Bewältigung von Stress und der Förderung der Entspannung sein. Die Kombination von tiefen Atemzügen mit anderen Entspannungstechniken wie Meditation oder progressiver Muskelentspannung kann die positive Wirkung zusätzlich verstärken.

Gut zu wissen

Herzratenvariabilität

Die Herzfrequenzvariabilität (HRV) ist ein Indikator für die Anpassungsfähigkeit des Körpers an Stress. Atemtechniken können die HRV positiv beeinflussen und so die Stressresistenz verbessern, was sich auch positiv auf den Säure-Basen-Haushalt auswirken kann.

Kohlendioxidpartialdruck

Der Kohlendioxidpartialdruck im Blut ist ein wichtiger Faktor für den Säure-Basen-Haushalt. Durch tiefes Atmen kann der Kohlendioxidpartialdruck reguliert und so einer Übersäuerung entgegengewirkt werden.

Parasympathisches Nervensystem

Die Aktivierung des parasympathischen Nervensystems durch tiefe Atmung fördert die Entspannung und reduziert Stress, was wiederum einen positiven Einfluss auf den Säure-Basen-Haushalt haben kann.

Respiratorische Alkalose

Eine respiratorische Alkalose entsteht durch übermäßiges Abatmen von Kohlendioxid, was den pH-Wert des Blutes erhöht. Atemtechniken können helfen, den Kohlendioxidspiegel zu normalisieren und so einer respiratorischen Alkalose vorzubeugen, die zu Übersäuerung führen kann.

CO2-Ausstoß beim Atmen

Vergleich des CO2-Ausstoßes verschiedener Atemtechniken.

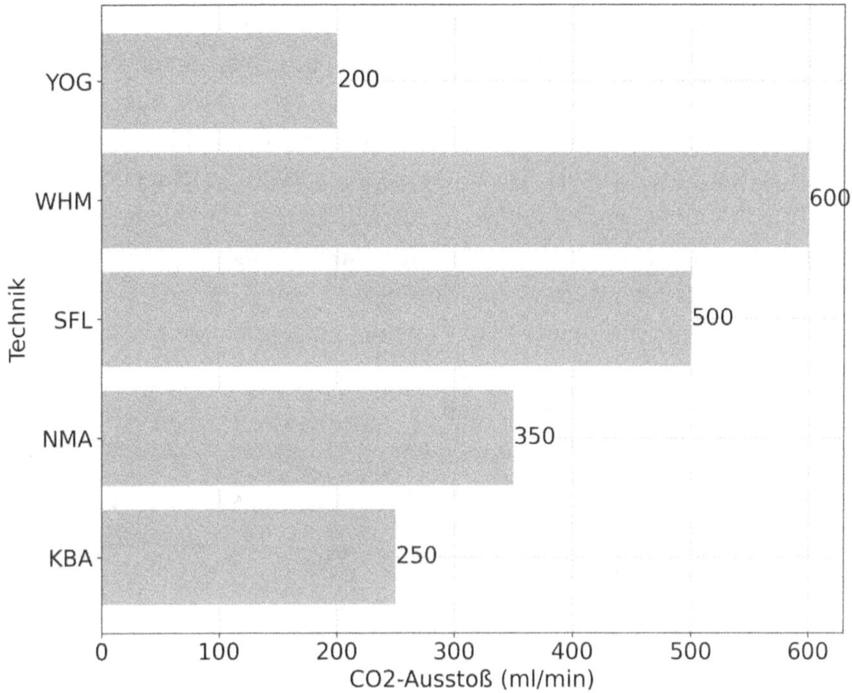

KBA: Kastenatmung

NMA: Normales Atmen

SFL: Schnelles Flaches Atmen

WHM: Wim-Hof-Methode

YOG: Yoga-Atmung

Langsame, tiefe Atemtechniken wie Yoga-Atmung zeigen einen deutlich geringeren CO_2-Ausstoß im Vergleich zu schneller, flacher Atmung. Dies deutet darauf hin, dass langsameres Atmen dazu beitragen kann, den CO_2-Spiegel zu senken und möglicherweise einen ausgeglichenen pH-Wert zu unterstützen.

Entspannungsübungen gegen stressbedingte Übersäuerung

Entspannungsübungen bieten ein wirksames Werkzeug zur Regulierung von Stress, der maßgeblich an einer Übersäuerung des Körpers beteiligt sein kann. Chronischer Stress führt zu einer vermehrten Ausschüttung von Stresshormonen wie Adrenalin und Cortisol, die den Stoffwechsel beeinflussen und die Säureproduktion im Körper steigern können. Entspannungstechniken wirken diesem Prozess entgegen, indem sie die Aktivität des parasympathischen_nervensystems fördern, welches für Ruhe und Regeneration zuständig ist. Diese Aktivierung führt zu einer Reduktion der Stresshormone und somit zu einer Minderung der Säurebelastung. [s47] Neben der bereits erwähnten zwerchfellatmung existieren diverse weitere Entspannungstechniken, die gezielt zur Stressreduktion und damit zur Bekämpfung einer Übersäuerung eingesetzt werden können.

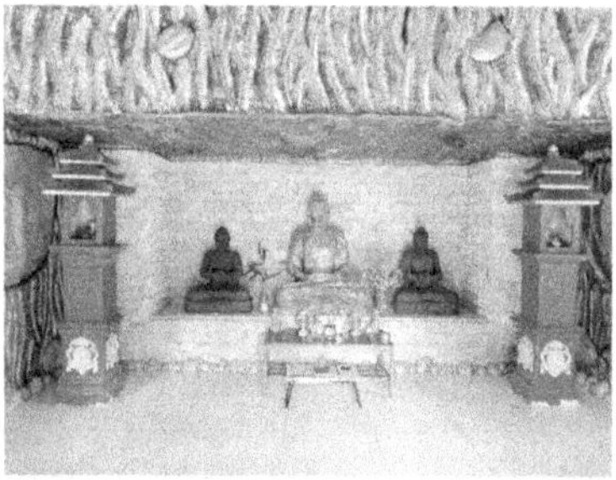

Achtsamkeitsmeditation [i49]

Progressive Muskelentspannung, bei der einzelne Muskelgruppen nacheinander angespannt und wieder entspannt werden, hilft, körperliche Verspannungen zu lösen, die häufig mit Stress einhergehen. Durch das bewusste Wahrnehmen und Loslassen der Muskelspannung wird das Nervensystem beruhigt und die Stressreaktion gedämpft. Autogenes Training, eine auf Autosuggestion basierende Methode, nutzt formelhafte Sätze, um körperliche und seelische Entspannung zu erreichen. Regelmäßiges Üben kann zu einer verbesserten Selbstregulation des vegetativen Nervensystems führen und die Widerstandsfähigkeit gegenüber Stress erhöhen. Achtsamkeitsmeditation, bei der die Aufmerksamkeit auf den gegenwärtigen Moment gerichtet wird, ohne zu bewerten, kann ebenfalls zur Stressreduktion beitragen. [s48] Studien zeigen, dass Achtsamkeitspraktiken die Aktivität im präfrontalen Kortex, dem

Bereich im Gehirn, der für die Emotionsregulation zuständig ist, verstärken können. Durch die Stärkung der emotionalen Kontrolle wird der Organismus besser gegen stressbedingte Übersäuerung geschützt. Die Kombination von Atemtechniken mit anderen Entspannungsmethoden kann die positive Wirkung auf die Stressreduktion und somit auf den Säure-Basen-Haushalt verstärken. So kann etwa die Zwerchfellatmung während einer Meditation oder im Rahmen von progressivem Muskelentspannung praktiziert werden. Ein Beispiel für eine solche Kombination wäre, während einer Meditationssitzung bewusst auf die Atmung zu achten und dabei tief in den Bauch zu atmen. Dies fördert nicht nur die Entspannung, sondern unterstützt gleichzeitig die Regulierung des Säure-Basen-Gleichgewichts durch die Normalisierung des Kohlendioxidspiegels im Blut. Die Integration von Entspannungsübungen in den Alltag, sei es durch kurze Atemübungen zwischendurch oder regelmäßige Meditationssitzungen, kann einen wertvollen Beitrag zur Stressbewältigung und zur Prävention von stressbedingter Übersäuerung leisten. Die verbesserte Stressresistenz, die durch regelmäßiges Praktizieren von Entspannungstechniken erreicht werden kann, trägt dazu bei, die negativen Auswirkungen von Stress auf den Körper zu minimieren und das allgemeine Wohlbefinden zu steigern. [s49] [s47] Die Wahl der passenden Entspannungsmethode hängt von den individuellen Bedürfnissen und Vorlieben ab. Es empfiehlt sich, verschiedene Techniken auszuprobieren, um herauszufinden, welche Methode am besten zur persönlichen Stressbewältigung beiträgt.

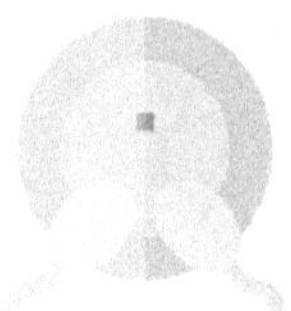

Wirksamkeit von Entspannungstechniken bei Übersäuerung

Auswirkung von Entspannungstechniken auf stressbedingte Übersäuerung.

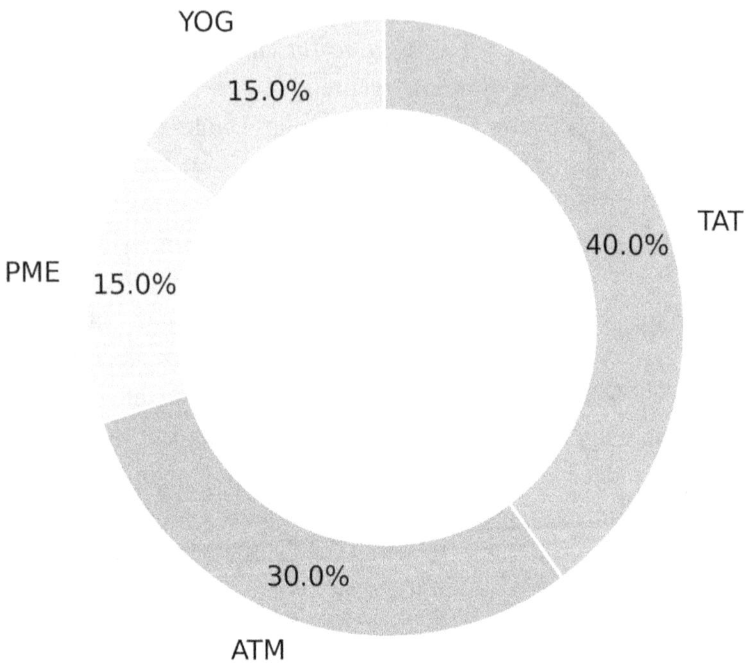

ATM: Achtsamkeitsmeditation
PME: Progressive Muskelentspannung
TAT: Tiefe Atemübungen
YOG: Yoga und Dehnung

Tiefe Atemübungen zeigen den stärksten Einfluss auf die Reduzierung stressbedingter Übersäuerung, wahrscheinlich aufgrund ihres direkten Einflusses auf das Nervensystem und die Sauerstoffversorgung. Achtsamkeitsmeditation trägt ebenfalls wesentlich dazu bei, was auf ihre Wirksamkeit bei der Bewältigung von Stressreaktionen hindeutet. Während progressive Muskelentspannung und Yoga Vorteile bieten, ist ihre Wirkung vergleichsweise weniger ausgeprägt, möglicherweise aufgrund ihrer eher physischen und allmählichen Natur. Dies deutet darauf hin, dass die Konzentration auf Atemarbeit und Achtsamkeit den effizientesten Weg zur Linderung stressbedingter Übersäuerung bieten könnte.

Meditation zur Unterstützung des Säure-Basen-Gleichgewichts

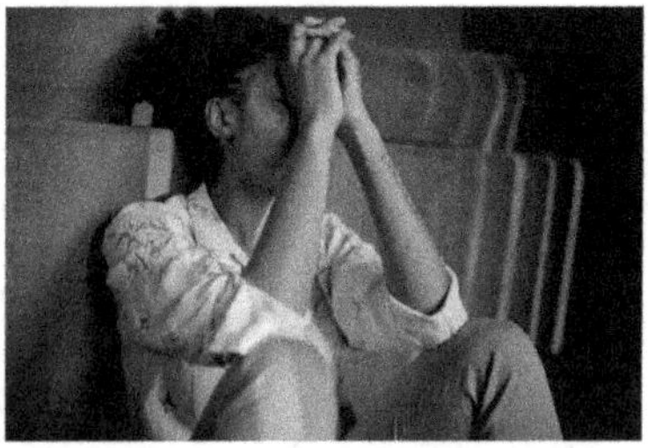

Stress [i50]

Meditation, insbesondere achtsamkeitsmeditation, kann das Säure-Basen-Gleichgewicht indirekt unterstützen, indem sie Stress reduziert. Stress, wie bereits erwähnt, erhöht die Produktion von Stresshormonen, die den Stoffwechsel beeinflussen und die Säurelast im Körper steigern können. Meditation wirkt dem entgegen, indem sie die Aktivität des parasympathischen_nervensystems stärkt und so zu einer Senkung des Stresshormonspiegels führt. Ein ruhiger Geist beeinflusst die Atmung, die wiederum den Kohlendioxidspiegel und damit den pH-Wert des Blutes reguliert. Durch die Fokussierung auf den Atem während der Meditation kann die Atmung vertieft und verlangsamt werden, ähnlich der zwerchfellatmung. Dies fördert die Entspannung und kann den Säure-Basen-Haushalt stabilisieren. Auch spezielle Atemtechniken aus dem Yoga wie Kapalabhati, die die Sauerstoffversorgung verbessern und die Drüsensekretion regulieren, können in die Meditationspraxis integriert werden und so das Säure-Basen-Gleichgewicht positiv beeinflussen. So könnte man während einer Meditationssitzung die Konzentration auf den Atem mit einigen Runden Kapalabhati kombinieren, um die reinigende und ausgleichende Wirkung zu verstärken. Wichtig ist, bei der Integration von Atemtechniken wie Kapalabhati auf die korrekte Ausführung zu achten und gegebenenfalls Anleitung durch einen erfahrenen Yogalehrer zu suchen. Die regelmäßige Praxis von Meditation in Kombination mit einer bewussten Atmung kann so zu einem wirksamen Instrument zur

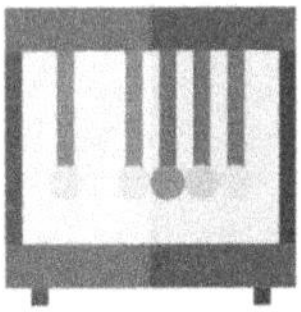

Stressreduktion und zur Unterstützung des Säure-Basen-Gleichgewichts werden.

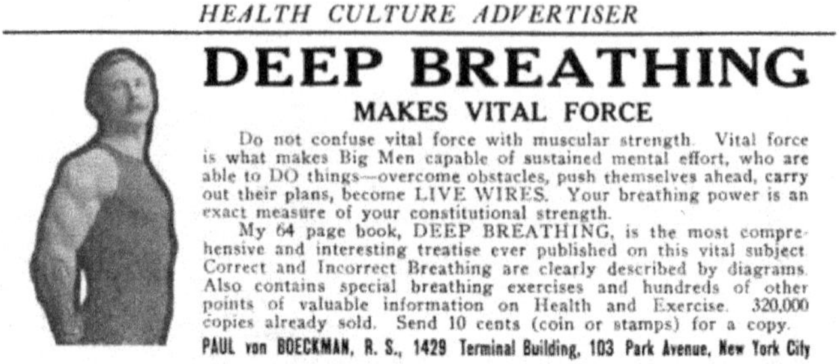

Zwerchfellatmung [i51]

Einfluss von Meditationstechniken auf den pH-Wert

Relativer Alkalisierungseffekt

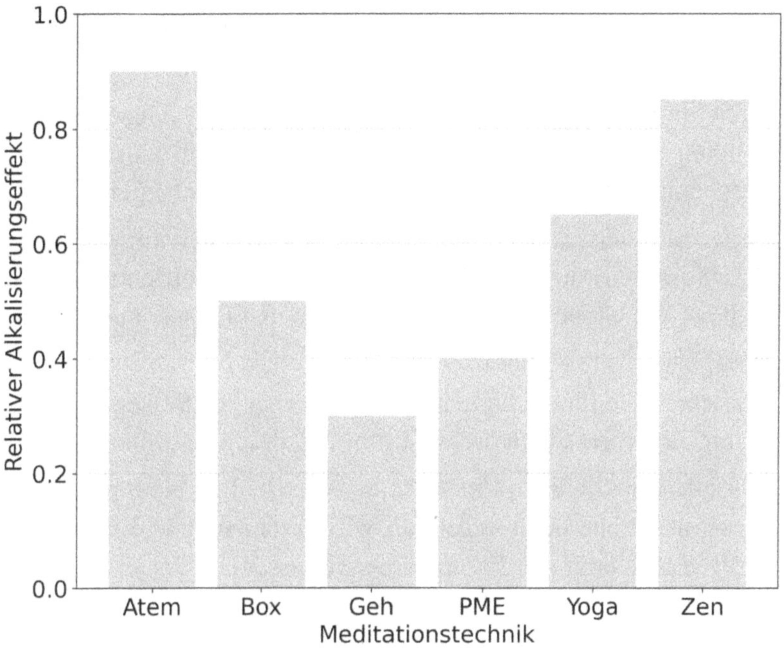

Atem: Tiefes Atmen

Box: Box-Atmung

Geh: Gehmeditation

PME: Progressive Muskelentspannung

Yoga: Yoga und Meditation

Zen: Achtsamkeitsmeditation

Während alle getesteten Meditationstechniken einen positiven Einfluss auf den pH-Wert zeigen, weisen tiefes Atmen und Achtsamkeitsmeditation die signifikantesten alkalisierenden Wirkungen auf. Box-Atmung und progressive Muskelentspannung tragen ebenfalls positiv bei, wenn auch in geringerem Maße. Diese Ergebnisse legen nahe, dass die Einbeziehung dieser Praktiken bei der Steuerung des Säuregehalts von Vorteil sein kann.

Konkrete Ratschläge

- Atmen Sie beim Zähneputzen bewusst tief in den Bauch ein und langsam durch den Mund wieder aus.
- Verbinden Sie alltägliche Bewegungen, wie z.B. das Treppensteigen, mit der 4-7-8 Atmung.
- Summen Sie beim Duschen leise vor sich hin, um Ihre Atmung zu vertiefen und die Vibrationen im Körper zu spüren.
- Kreieren Sie Ihren persönlichen Entspannungsduft: Geben Sie einige Tropfen ätherisches Öl, wie Lavendel oder Zitrone, auf ein Taschentuch und atmen Sie diesen Duft mehrmals täglich tief ein.
- Legen Sie sich nach dem Baden für einige Minuten mit geschlossenen Augen flach auf den Rücken und konzentrieren Sie sich auf das Gefühl der wohligen Wärme und Entspannung in Ihrem Körper.
- Massieren Sie Ihre Schläfen sanft mit kreisenden Bewegungen, während Sie tief durch die Nase ein- und durch den Mund ausatmen.
- Visualisieren Sie beim Einatmen, wie frische Energie Ihren Körper durchströmt und beim Ausatmen, wie Anspannung und saure Stoffwechselprodukte Ihren Körper verlassen.
- Entwickeln Sie ein persönliches Atemritual für den Morgen und den Abend, das Ihnen hilft, den Tag entspannt zu beginnen und ruhig ausklingen zu lassen.
- Schaffen Sie sich kleine Ruheoasen im Alltag, in denen Sie für einige Minuten die Augen schließen, tief atmen und sich auf Ihren Körper konzentrieren.
- Atmen Sie vor dem Essen bewusst dreimal tief ein und aus, um Ihr vegetatives Nervensystem auf die Nahrungsaufnahme vorzubereiten und die Verdauung zu unterstützen.

4. 3 Äußere Anwendungen zur Entsäuerung

Äußere Anwendungen bieten wertvolle Unterstützung zur Entsäuerung des Körpers, indem sie die Ausscheidungsfunktion der Haut aktivieren. Bürstenmassagen, basische Bäder und Wickel sowie Wärmeanwendungen wie Sauna und Dampfbäder können den Abtransport von Stoffwechselprodukten und Säuren fördern. Dabei gilt es, die individuellen Bedürfnisse und die richtige Anwendung zu berücksichtigen. Erfahren Sie in diesem Kapitel, wie Sie äußere Anwendungen effektiv in Ihre Entsäuerungsstrategie integrieren und so Ihr Wohlbefinden steigern.

Ausleitende Verfahren wie basische Bäder, Bürstenmassagen und Saunagänge entfalten ihre Wirkung am besten in Kombination und durch ausreichendes Trinken von stillem Wasser.

Basische Bäder und Wickel

Basische Bäder und Wickel können die Säureausscheidung über die Haut unterstützen. Durch den osmotischen Druckunterschied zwischen basischem Badewasser und dem sauren Milieu des Körpers werden Säuren über die Haut abtransportiert. Für ein Vollbad verwendet man basisches Badesalz, das meist eine Mischung aus verschiedenen Mineralsalzen wie Natriumhydrogencarbonat, Natriumcarbonat und gegebenenfalls weiteren Mineralien und Spurenelementen enthält. Die Wassertemperatur sollte zwischen 37°C und 39°C liegen und die Badedauer mindestens 30, idealerweise 60 bis 90 Minuten betragen. Während des Badens kann es zu einem Kribbeln oder Jucken auf der Haut kommen, was auf die Aktivierung der Ausscheidungsvorgänge hinweist. Nach dem Bad sollte man den Körper nicht abduschen, sondern nur sanft abtrocknen, um den basischen Film auf der Haut zu erhalten. Wer über eine Badewanne verfügt, kann diese auch für basische Fußbäder nutzen. Hierbei reichen 20 bis 30 Minuten Badedauer bei gleicher Temperatur und Salzkonzentration. Basische Wickel eignen sich, um lokal begrenzt Säureansammlungen zu behandeln oder bestimmte Körperregionen gezielt zu unterstützen. Man unterscheidet zwischen warmen und kalten Wickeln. Warme Wickel fördern die Durchblutung und wirken entspannend, während kalte Wickel eher abschwellend und entzündungshemmend wirken. Für einen basischen Wickel tränkt man ein Baumwolltuch – zum Beispiel ein altes Geschirrtuch – mit einer basischen Lösung. Diese Lösung kann man herstellen, indem man basisches Salz in warmem Wasser auflöst. Die Konzentration ist abhängig vom Anwendungsbereich und der individuellen Verträglichkeit. Das getränkte Tuch wird auf die betroffene Stelle gelegt und mit einem trockenen Tuch, zum Beispiel einem Handtuch, abgedeckt. Die Wickeldauer beträgt in der Regel zwischen 30 Minuten und mehreren Stunden, unter Umständen auch über Nacht. Basische Wickel können unter anderem bei Gelenkschmerzen, Muskelverspannungen, Hautproblemen oder zur

Unterstützung der Leberentgiftung angewendet werden. So kann beispielsweise ein basischer Leberwickel, der über Nacht angewendet wird, die nächtliche Regenerationsfähigkeit der Leber unterstützen. Ein Leberwickel wird im rechten Oberbauch platziert, dem Bereich, in dem sich die Leber befindet. Neben basischen Badesalzen gibt es auch basische Badezusätze in Form von Ölen, Tabletten oder Pulvern. Die Wahl des geeigneten Produkts hängt von den individuellen Bedürfnissen und Vorlieben ab. Wichtig ist, auf die Zusammensetzung der Produkte zu achten und gegebenenfalls Rücksprache mit einem Arzt oder Heilpraktiker zu halten, insbesondere bei bestehenden Erkrankungen. Die regelmäßige Anwendung basischer Bäder und Wickel kann – in Kombination mit einer ausgewogenen Ernährung und ausreichend Bewegung – einen Beitrag zur Entsäuerung des Körpers und zum allgemeinen Wohlbefinden leisten. Um die Wirkung basischer Anwendungen zu verstärken, sollte man während der Anwendung und auch danach ausreichend stilles Wasser trinken. Dies unterstützt die Ausscheidung der gelösten Säuren über die Nieren. Die Häufigkeit der Anwendungen richtet sich nach dem individuellen Bedarf. Basische Bäder können ein- bis zweimal pro Woche, Fußbäder sogar täglich angewendet werden. Bei basischen Wickeln richtet sich die Anwendungshäufigkeit nach dem jeweiligen Anwendungsgebiet und der individuellen Verträglichkeit. Die Haut, unser größtes Organ, spielt eine wesentliche Rolle bei der Regulation des Säure-Basen-Haushaltes. Über die Schweißdrüsen werden Säuren ausgeschieden und so der Körper entlastet. Basische Bäder und Wickel können diesen natürlichen Prozess unterstützen. Die basische Lösung neutralisiert Säuren auf der Haut und fördert deren Abtransport. Durch den osmotischen Druckunterschied zwischen dem basischen Wasser und dem sauren Milieu im Körper werden Säuren aus dem Gewebe in das Badewasser beziehungsweise den Wickel gezogen. Dieser Vorgang wird als Transdermale Elimination bezeichnet. Die Haut nimmt während des basischen Bades oder Wickels auch Mineralien aus dem basischen Wasser auf, was zusätzlich zur

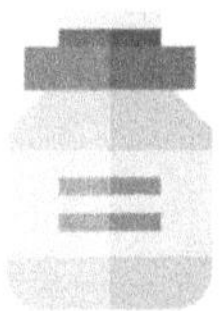

Entsäuerung beitragen kann. Basische Anwendungen können nicht nur zur Entsäuerung beitragen, sondern auch die Haut pflegen und entspannend auf den gesamten Organismus wirken. Sie können unter anderem bei Hautproblemen wie Neurodermitis oder Schuppenflechte Linderung verschaffen, Muskelverspannungen lösen und das allgemeine Wohlbefinden steigern. Bei der Anwendung von basischen Bädern und Wickeln sollte man auf die Qualität der verwendeten Produkte achten. Naturreine Produkte ohne künstliche Zusätze sind empfehlenswert.

Gut zu wissen

Natriumcarbonat

Ein weiterer Bestandteil von basischen Badesalzen, der ebenfalls zur Neutralisierung von Säuren beiträgt.

Natriumhydrogencarbonat

Ein Bestandteil von basischen Badesalzen, der Säuren neutralisiert.

Osmose

Osmose hilft, Säuren aus dem Körper durch die Haut zu ziehen, indem ein Konzentrationsunterschied zwischen basischem Wasser und dem Körper hergestellt wird.

Schuppenflechte

Eine weitere Hauterkrankung, bei der basische Bäder Linderung verschaffen können.

Transdermale Elimination

Die Ausscheidung von Stoffwechselprodukten und Säuren über die Haut.

Wirksamkeit alkalischer Anwendungen

Wirksamkeit von alkalischen Bädern und Wickeln.

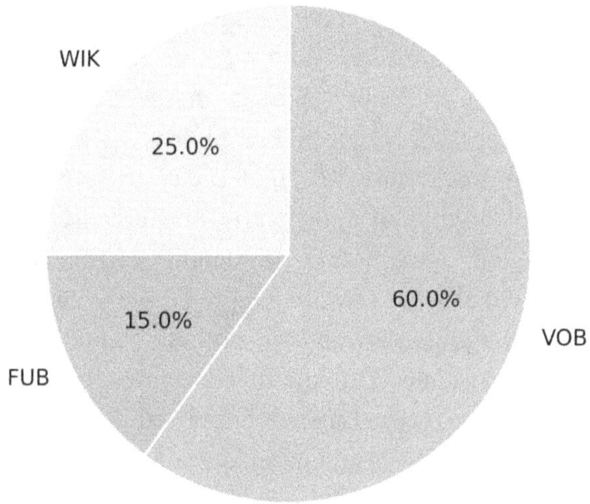

- FUB: Fußbad
- VOB: Vollbad
- WIK: Alkalische Wickel

Vollbäder scheinen die effektivste Methode zur Entsäuerung durch alkalische Anwendungen zu sein, wahrscheinlich aufgrund der größeren Körperoberfläche, die exponiert wird. Fußbäder bieten zwar einen gewissen Nutzen, ihre Wirksamkeit ist jedoch deutlich geringer, was darauf hindeutet, dass ein ganzheitlicherer Ansatz für optimale Ergebnisse erforderlich ist. Wickel sind zwar weniger effektiv als Vollbäder, bieten aber dennoch eine spürbare Verbesserung gegenüber Nichtstun und könnten eine wertvolle Option für eine gezielte Behandlung oder für Personen sein, die kein Vollbad nehmen können.

Bürstenmassagen zur Unterstützung der Ausleitung

Bürstenmassagen regen die Durchblutung der Haut an und unterstützen so die Ausscheidungsfunktion. Durch die mechanische Stimulation der Haut werden die Lymphgefäße aktiviert, die Stoffwechselendprodukte und Säuren abtransportieren. Mit einer weichen Naturbürste – etwa aus Rosshaar oder Sisal – wird die trockene Haut in kreisenden oder streichenden Bewegungen massiert. Beginnen Sie an den Füßen und arbeiten Sie sich in Richtung Herz vor, um den Lymphfluss zu fördern. Achten Sie auf einen sanften Druck, um die Haut nicht zu reizen. Die Massage sollte etwa 5 bis 10 Minuten dauern und idealerweise täglich vor dem Duschen oder Baden durchgeführt werden. Nach der Bürstenmassage kann die Haut leicht gerötet sein, was auf die gesteigerte Durchblutung hinweist. Die regelmäßige Anwendung von Bürstenmassagen kann – in Kombination mit basischen Bädern, einer ausgewogenen Ernährung und ausreichend Bewegung – den Entsäuerungsprozess des Körpers effektiv unterstützen. Durch die Anregung des Lymphsystems und der Durchblutung können Bürstenmassagen dazu beitragen, Schlackenstoffe und Säuren aus dem Gewebe zu lösen und über die Haut und die Nieren auszuscheiden. Ein positiver Nebeneffekt der Bürstenmassage ist die Verbesserung des Hautbildes. Durch das Entfernen abgestorbener Hautschuppen wirkt die Haut glatter und geschmeidiger. Auch Cellulite kann durch die regelmäßige Anwendung von Bürstenmassagen positiv beeinflusst werden. Die Massage regt die Durchblutung und den Stoffwechsel im Bindegewebe an, was zur Reduzierung von Cellulite beitragen kann. Um die Wirkung der Bürstenmassage zu optimieren, sollten Sie nach der Massage ein basisches Bad nehmen oder einen basischen Wickel anwenden. Die geöffneten Poren der Haut können die basischen Mineralien besser aufnehmen und so die Entsäuerung zusätzlich fördern. Achten Sie bei der Auswahl Ihrer Bürste auf Naturmaterialien und eine angenehme Haptik. Die Borsten sollten nicht zu hart sein, um

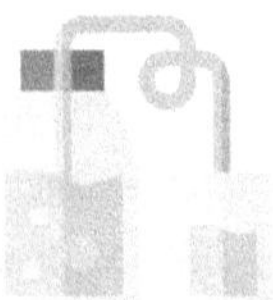

Hautirritationen zu vermeiden. Experimentieren Sie mit verschiedenen Bürstenarten und finden Sie die Bürste, die am besten zu Ihrem Hauttyp und Ihren Bedürfnissen passt. Integrieren Sie die Bürstenmassage in Ihre tägliche Routine – etwa morgens vor dem Duschen – um langfristig von den positiven Effekten auf Ihre Haut und Ihren Säure-Basen-Haushalt zu profitieren. Eine Bürstenmassage kann auch lokal angewendet werden, etwa an den Beinen bei Wassereinlagerungen oder am Bauch zur Anregung der Verdauung. Beachten Sie jedoch, bei akuten Entzündungen, Verletzungen oder Hauterkrankungen auf die Bürstenmassage im betroffenen Bereich zu verzichten. Konsultieren Sie im Zweifel Ihren Arzt oder Heilpraktiker.

Gut zu wissen

Basische Mineralien

Basische Mineralien wie Magnesium und Calcium können helfen, Säuren im Körper zu neutralisieren. Durch basische Bäder oder Wickel können diese Mineralien über die Haut aufgenommen werden.

Lymphgefäße

Lymphgefäße transportieren Abfallstoffe und Flüssigkeit aus dem Körpergewebe ab, was die Entsäuerung durch Ausleitung unterstützt.

Stoffwechselendprodukte

Stoffwechselendprodukte entstehen bei der Verarbeitung von Nährstoffen im Körper. Einige dieser Produkte können sauer sein und müssen ausgeschieden werden, um eine Übersäuerung zu vermeiden.

Wassereinlagerungen

Wassereinlagerungen entstehen, wenn sich Flüssigkeit im Gewebe ansammelt. Bürstenmassagen können helfen, diese zu reduzieren, indem sie den Lymphfluss anregen.

Effektivität von Trockenbürsttechniken

Vergleich der Effizienz der Giftstoffentfernung

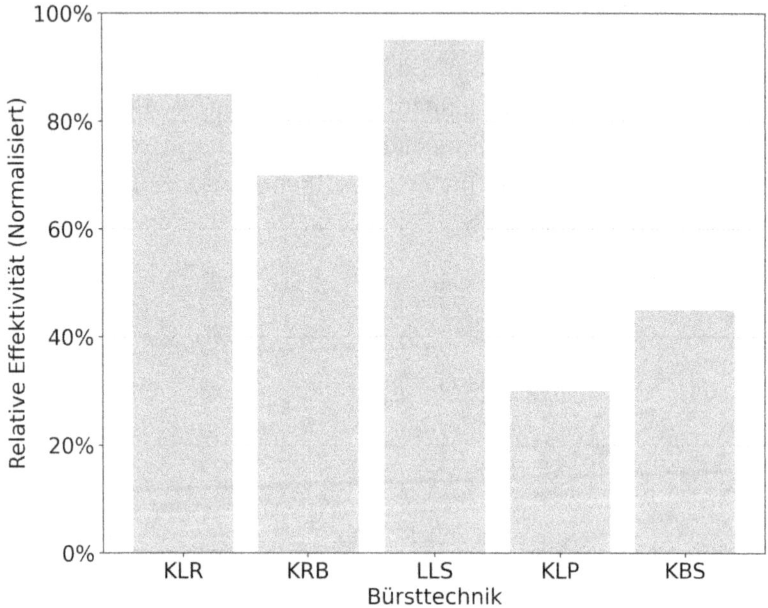

KBS: Kombinierte Lange und Kreisförmige Striche

KLP: Klopfende Striche

KRB: Kreisende Bewegungen

KRS: Kräftiges Reiben/Schrubben

LLS: Leichte Lange Striche

Die Daten legen nahe, dass sanfte, lange Striche am effektivsten für die Lymphdrainage und die Entfernung von Giftstoffen sind, während kräftiges Schrubben die Haut reizen kann, ohne einen signifikanten zusätzlichen Nutzen zu bieten. Kreisförmige Bewegungen zeigen eine moderate Wirksamkeit und könnten ein guter Kompromiss für empfindliche Haut sein. Die Einbeziehung aller Techniken als Teil einer abwechslungsreichen Routine könnte die umfassendsten Vorteile bieten.

Sauna und Wärmeanwendungen für den Stoffwechsel

Sauna und Wärmeanwendungen regen die Transpiration an und fördern dadurch die Ausscheidung von Stoffwechselprodukten, unter anderem auch Säuren, über die Haut. Die erhöhte Körpertemperatur in der Sauna erweitert die Blutgefäße und steigert die Durchblutung, was den Transport von stoffwechselendprodukten zu den Ausscheidungsorganen beschleunigt. Neben der Eliminierung von Säuren über den Schweiß trägt die Sauna auch zur Entspannung der Muskulatur bei und kann so muskulär bedingte Verspannungen lösen, die den Säure-Basen-Haushalt negativ beeinflussen können. Unterschiedliche Saunatypen wie die finnische Sauna mit trockener Hitze oder die Biosauna mit höherer Luftfeuchtigkeit und niedrigeren Temperaturen bieten individuelle Anpassungsmöglichkeiten. Ein Saunagang sollte in der Regel 8 bis 15 Minuten dauern, gefolgt von einer Abkühlphase. Während des Saunabesuchs und insbesondere danach ist es wichtig, ausreichend Flüssigkeit in Form von stillem Wasser oder ungesüßten Kräutertees zu sich zu nehmen, um den Flüssigkeitsverlust durch das Schwitzen auszugleichen und die Nieren bei der Ausscheidung der mobilisierten Säuren zu unterstützen. Ähnlich wie Saunagänge wirken auch andere Wärmeanwendungen wie Infrarotkabinen oder Dampfbäder. Infrarotstrahlung dringt tief in das Gewebe ein und erzeugt dort Wärme, was die Durchblutung und den Stoffwechsel zusätzlich anregt. Dampfbäder hingegen wirken durch die hohe Luftfeuchtigkeit und die moderaten Temperaturen besonders schleimlösend und können so die Atemwege von Stoffwechselprodukten befreien. Regelmäßige Saunabesuche oder andere Wärmeanwendungen, kombiniert mit einer ausgewogenen Ernährung und ausreichend Bewegung, können einen wertvollen Beitrag zur Unterstützung des Säure-Basen-Haushaltes und des allgemeinen Wohlbefindens leisten. Man sollte jedoch bei bestehenden Herz-Kreislauf-Erkrankungen oder anderen gesundheitlichen Problemen vor der Nutzung von Sauna und Wärmeanwendungen ärztlichen Rat einholen. Ein Saunagang kann zum

Beispiel mit einer anschließenden Bürstenmassage kombiniert werden, um die Ausleitung zusätzlich zu fördern. Beginnen Sie die Bürstenmassage an den Füßen und streichen Sie in Richtung Herz, um den Lymphfluss zu unterstützen. Nach der Sauna und der Bürstenmassage kann ein basisches Bad die Wirkung zusätzlich verstärken. Die geöffneten Poren erleichtern die Aufnahme basischer Mineralien aus dem Badewasser.

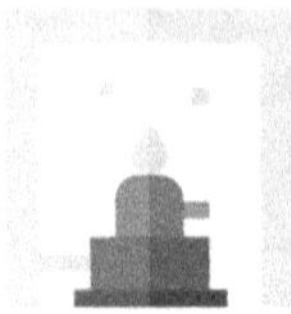

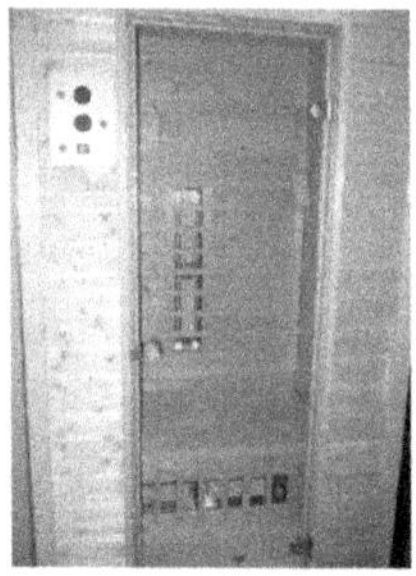

Infrarotkabine [i52]

Gut zu wissen

Stoffwechselprodukte

Stoffwechselprodukte, die als Abfallprodukte des Stoffwechsels entstehen, können Säuren enthalten. Durch äußere Anwendungen wie Saunagänge kann die Ausscheidung dieser Produkte gefördert werden.

Basisches Bad

Ein basisches Bad kann die Haut dabei unterstützen, Säuren zu neutralisieren und so den Säure-Basen-Haushalt auszugleichen.

Bürstenmassage

Die Bürstenmassage regt den Lymphfluss an und unterstützt die Haut bei der Ausscheidung von Säuren und anderen Stoffwechselprodukten.

Finnische Sauna

Die finnische Sauna, mit ihrer trockenen Hitze, fördert starkes Schwitzen und kann so die Ausscheidung von Säuren über die Haut unterstützen.

Infrarotkabinen

Infrarotkabinen erzeugen Tiefenwärme, die die Durchblutung fördert und die Ausscheidung von sauren Stoffwechselprodukten unterstützen kann.

Transpiration

Transpiration, das Schwitzen, über die Haut kann dazu beitragen, Säuren aus dem Körper zu entfernen und so den Säure-Basen-Haushalt zu unterstützen.

Stoffwechselreaktion auf Wärmetherapie

Zusammenhang zwischen Wärmeapplikationstemperatur und Stoffwechselaktivierung.

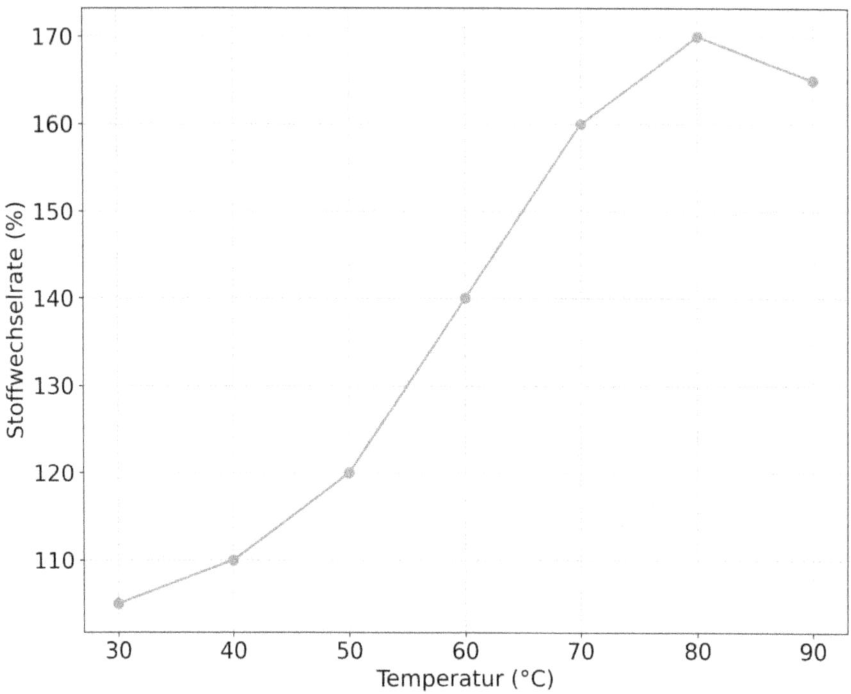

Das Diagramm zeigt eine positive Korrelation zwischen Temperatur und Stoffwechselrate. Während leichte Temperaturerhöhungen einen allmählichen Stoffwechselanstieg zeigen, ist über einem bestimmten Schwellenwert ein steilerer Anstieg zu beobachten, was auf einen optimalen Temperaturbereich zur Maximierung des Stoffwechselnutzens hindeutet. Übermäßig hohe Temperaturen könnten jedoch kontraproduktiv oder sogar schädlich sein, was die Wichtigkeit unterstreicht, innerhalb eines sicheren und effektiven Temperaturbereichs zu bleiben.

Konkrete Ratschläge

- Reiben Sie Ihre Haut nach einem basischen Bad mit einem Schwamm aus Luffa sanft ab, um abgestorbene Hautschuppen zu entfernen und die Aufnahmefähigkeit der Haut für basische Substanzen zu erhöhen.
- Besprühen Sie Ihren Körper nach dem Duschen mit einem selbstgemachten Basenspray aus Wasser und einer Prise Natron.
- Mischen Sie Ihrem basischen Badewasser einige Tropfen naturreines ätherisches Öl, beispielsweise Lavendel oder Rosmarin, bei, um die entspannende Wirkung des Bades zu verstärken.
- Legen Sie sich nach einem basischen Fußbad warme, mit basischer Lösung getränkte Socken an und lassen Sie diese über Nacht einwirken.
- Wickeln Sie Ihre Füße in mit basischer Lösung getränkte Handtücher und legen Sie anschließend Wärmflaschen darauf, um die Durchblutung und die Entsäuerung zu fördern.
- Massieren Sie Ihre Haut vor einem basischen Bad mit einem Massagehandschuh aus Naturfasern, um die Durchblutung anzuregen und die Poren zu öffnen.
- Stellen Sie Ihre eigenen basischen Seifen aus natürlichen Ölen und basischen Zusätzen her.
- Verwenden Sie nach dem basischen Bad eine selbstgemachte basische Körperlotion aus Sheabutter und Natron.
- Tragen Sie während eines basischen Vollbades eine basische Gesichtsmaske auf, um Ihre Haut intensiv mit Mineralien zu versorgen.
- Erwärmen Sie Ihr basisches Badewasser mit heißen Steinen, um die Wärme länger zu speichern und die Muskulatur zu entspannen.

Rückblick - 4. Bewegung und Körperpflege zur Entsäuerung

Bewegung und Körperpflege spielen eine entscheidende Rolle, wenn Sie Ihren Säure-Basen-Haushalt ins Gleichgewicht bringen und Ihr Wohlbefinden steigern möchten. Durch gezielte Aktivitäten können Sie die körpereigenen Entsäuerungsmechanismen aktivieren und den Abtransport saurer Stoffwechselprodukte unterstützen. Dabei ist es wichtig, einen ganzheitlichen Ansatz zu verfolgen und verschiedene Maßnahmen miteinander zu kombinieren.

Beginnen Sie mit moderatem Ausdauertraining. Schwimmen, Radfahren, Joggen oder auch zügiges Spazierengehen kurbeln Ihren Stoffwechsel an, fördern die Durchblutung und regen die Atmung an, wodurch Kohlendioxid, ein sauer wirkendes Stoffwechselprodukt, vermehrt abgeatmet wird. Achten Sie darauf, im aeroben Bereich zu trainieren – Sie sollten sich während der Belastung noch unterhalten können. So vermeiden Sie eine übermäßige Laktatproduktion, die den Körper zusätzlich belasten würde. Integrieren Sie außerdem regelmäßig Übungen, die Ihren Lymphfluss anregen. Das Lymphsystem ist maßgeblich am Abtransport von Stoffwechselendprodukten beteiligt, wird aber – anders als der Blutkreislauf – nicht vom Herzen angetrieben. Sanfte, rhythmische Bewegungen, wie sie beispielsweise beim Yoga, Pilates oder Trampolinspringen vorkommen, stimulieren den Lymphfluss und unterstützen die Entsäuerung. Denken Sie auch an Ihre Faszien, das netzartige Bindegewebe, das Ihre Muskeln, Organe und Knochen umgibt. Gezielte Faszienübungen, dynamische Dehnungen und die Anwendung einer Faszienrolle können Verklebungen lösen, die Durchblutung verbessern und den Abtransport saurer Valenzen fördern.

Neben Bewegung spielt die bewusste Atmung eine wichtige Rolle für die Entsäuerung. Tiefes Atmen, insbesondere die Zwerchfellatmung, reguliert den Kohlendioxidgehalt im Blut und wirkt beruhigend auf Ihr Nervensystem. Integrieren Sie kurze Atemübungen in Ihren Alltag, um Stress abzubauen und Ihre innere Balance zu finden. Auch Meditation, insbesondere Achtsamkeitsmeditation, kann Ihnen helfen, Stress zu reduzieren, der bekanntermaßen die Säureproduktion im Körper ankurbelt. Finden Sie eine Meditationstechnik, die zu Ihnen passt und praktizieren Sie sie regelmäßig, um Ihre Stressresistenz zu stärken und Ihr Säure-Basen-Gleichgewicht zu unterstützen.

Ergänzen Sie Ihre Bewegungs- und Entspannungsroutine durch basische Körperpflege. Basische Bäder und Wickel können die Säureausscheidung über die Haut fördern. Das basische Badewasser neutralisiert Säuren auf der Haut und regt deren Abtransport an. Bürstenmassagen vor dem Bad regen zusätzlich die Durchblutung und den Lymphfluss an. Auch Saunagänge und andere Wärmeanwendungen können die Entsäuerung unterstützen, indem sie die Transpiration fördern und Stoffwechselprodukte über den Schweiß ausscheiden. Achten Sie jedoch darauf, nach Wärmeanwendungen ausreichend Flüssigkeit zu sich zu nehmen, um den Flüssigkeitsverlust auszugleichen.

Die Umsetzung dieser Empfehlungen mag Ihnen zunächst herausfordernd erscheinen. Beginnen Sie mit kleinen Schritten und integrieren Sie die einzelnen Maßnahmen nach und nach in Ihren Alltag. Finden Sie heraus, welche Aktivitäten Ihnen Freude bereiten und sich gut in Ihren Tagesablauf einfügen lassen. Seien Sie geduldig mit sich selbst und feiern Sie Ihre Erfolge. Mit einem ganzheitlichen Ansatz, der Bewegung, Entspannung und Körperpflege vereint, können Sie Ihren Säure-Basen-Haushalt nachhaltig positiv beeinflussen und Ihr Wohlbefinden steigern. Sie werden spüren, wie Ihr Körper vitaler und ausgeglichener wird.

5. Spezifische Gesundheitsprobleme und Entsäuerungsstrategien

Haben Sie sich jemals gefragt, warum bestimmte Gesundheitsprobleme trotz verschiedener Behandlungsansätze immer wiederkehren? Der Säure-Basen-Haushalt unseres Körpers beeinflusst weit mehr Organsysteme als allgemein bekannt, von den Gelenken über die Haut bis hin zum Verdauungstrakt. Während konventionelle Therapien oft nur die Symptome behandeln, bieten gezielte Entsäuerungsstrategien einen grundlegenderen Ansatz zur Wiederherstellung des körpereigenen Gleichgewichts. In diesem Kapitel entdecken Sie maßgeschneiderte Lösungen für spezifische Beschwerdebilder, die Ihnen neue Perspektiven für Ihre Gesundheit eröffnen werden.

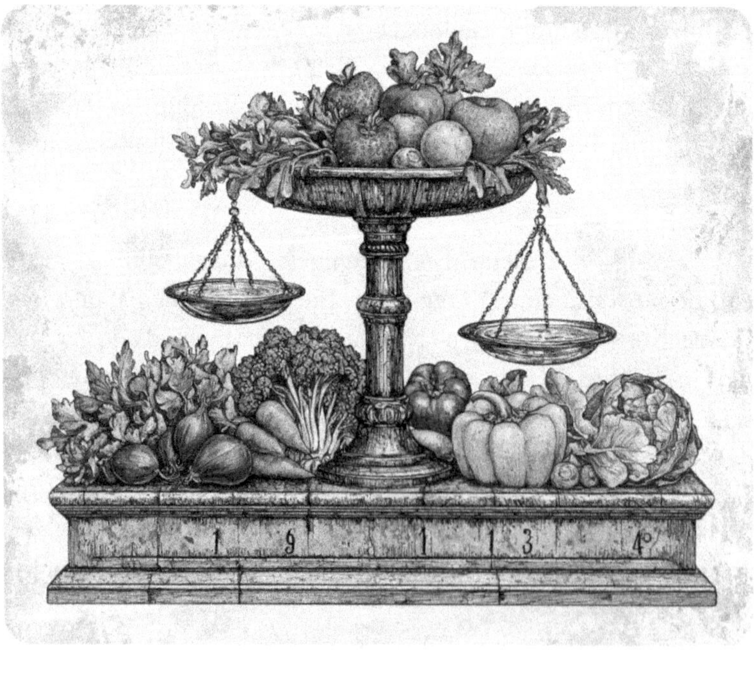

5. 1 Gelenkbeschwerden und Übersäuerung

Gelenkbeschwerden schränken die Lebensqualität erheblich ein. Chronische Übersäuerung (CSSMA) steht im Verdacht, Entzündungen und Knorpelabbau zu fördern und damit Beschwerden wie Rheuma und Arthrose zu beeinflussen. Die Ernährung spielt eine entscheidende Rolle im Säure-Basen-Haushalt und kann somit auch die Gelenkgesundheit beeinflussen. Tierische Produkte und verarbeitete Lebensmittel tragen zu einer erhöhten Säurebelastung bei, während Obst und Gemüse basisch wirken. Neben der Ernährung können auch weitere Faktoren die Gelenkgesundheit beeinflussen. Erfahren Sie in diesem Kapitel, wie Sie durch eine gezielte Ernährung und weitere Strategien Ihre Gelenkgesundheit unterstützen und Ihre Beweglichkeit verbessern können.

Sowohl eine basenreiche Ernährung mit viel Obst und Gemüse als auch die ketogene Diät können, durch unterschiedliche Mechanismen, Gelenkbeschwerden lindern und die Beweglichkeit verbessern.

Rheuma und Arthrose loswerden durch Entsäuerung

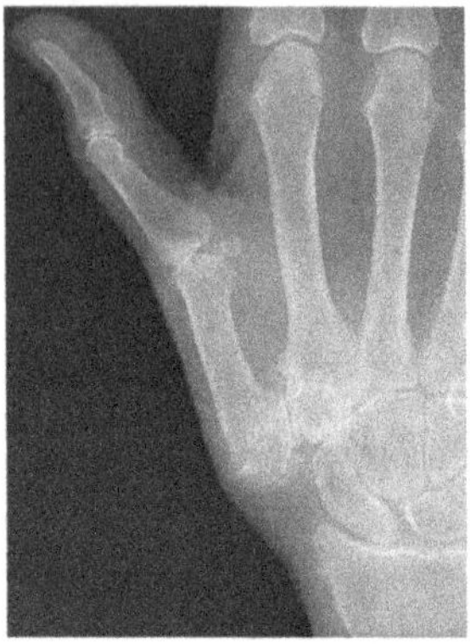

Arthrose [i53]

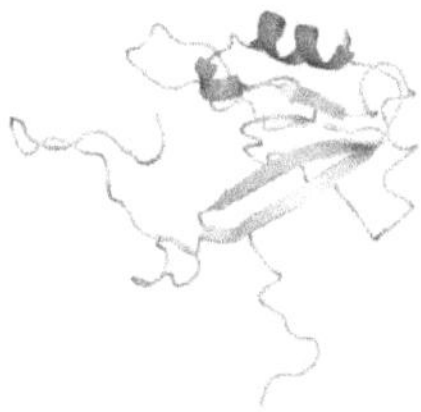

Zytokine [i54]

Der Zusammenhang zwischen Ernährung, Säure-Basen-Haushalt und Gelenkbeschwerden wie Rheuma und Arthrose rückt zunehmend in den Fokus. Eine chronische subklinische metabolische Azidose (CSSMA), ein Zustand leichter chronischer Übersäuerung, kann Gelenkbeschwerden beeinflussen. [s50] Tierische Produkte und verarbeitete Lebensmittel weisen hohe PRAL-Werte (Potential Renal Acid Load) auf und werden mit einem erhöhten Risiko für entzündliche Erkrankungen, darunter Arthritis, in Verbindung gebracht. [s50] Eine Ernährungsumstellung hin zu einem niedrigen PRAL-Wert durch verstärkten Konsum von Obst und Gemüse kann den Urin-pH-Wert erhöhen, was die systemische Alkalose fördert und sich positiv auf die Gelenkgesundheit auswirken kann. [s50] So kann eine überwiegend pflanzliche Ernährung mit viel Obst und Gemüse dazu beitragen, die Säurebelastung des Körpers zu reduzieren und das Gleichgewicht im Säure-Basen-Haushalt wiederherzustellen. Eine saure Umgebung in den Gelenken, die durch CSSMA hervorgerufen wird, kann die Zerstörung von Knorpelzellen begünstigen und so die Arthrose verschlimmern. [s50] Neben der Ernährungsumstellung kann auch die ketogene Diät (KD) einen positiven Effekt auf rheumatische Erkrankungen haben. [s51] Durch die Verbesserung der Insulinempfindlichkeit und die Reduktion von Körperfett wirkt die KD entzündungshemmend. [s51] β-Hydroxybutyrat (BHB), ein Ketonkörper, der bei der KD vermehrt gebildet wird, hemmt die Produktion entzündungsfördernder Zytokine. [s51] Die durch die KD häufig erzielte Gewichtsabnahme reduziert zusätzlich die Belastung der Gelenke und kann so Schmerzen lindern. [s51] Übergewicht führt zu einer erhöhten Produktion entzündungsfördernder Zytokine, was die Gelenkbeschwerden verstärkt. [s51] Studien mit Fasten und kalorienreduzierten Diäten zeigen ebenfalls eine Verbesserung der Symptome bei rheumatoider Arthritis, was auf ähnliche Wirkmechanismen wie bei der ketogenen Diät hindeutet. [s51]

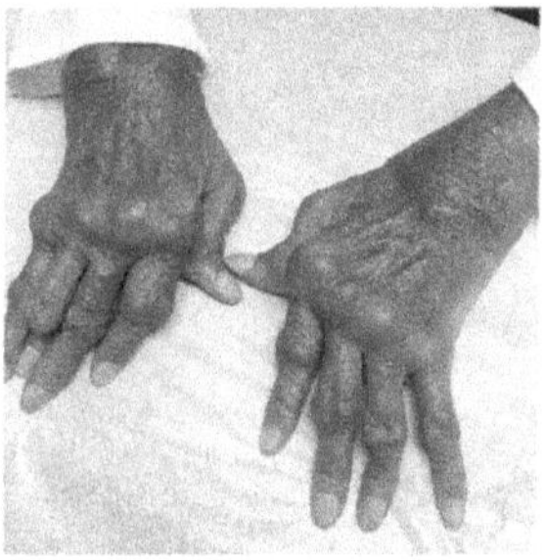

Rheumatoide Arthritis [i55]

Gut zu wissen

Potential Renal Acid Load

Ein Wert, der das säurebildende Potenzial von Lebensmitteln angibt. Hohe PRAL-Werte deuten auf eine starke Säurebelastung für die Nieren hin und können Gelenkbeschwerden fördern.

Systemische Alkalose

Ein Zustand, bei dem der Säure-Basen-Haushalt in Richtung basisch verschoben ist. Eine Ernährung mit niedrigem PRAL-Wert kann die systemische Alkalose fördern und so Gelenkbeschwerden entgegenwirken.

Zytokine

Botenstoffe des Immunsystems, die Entzündungen im Körper regulieren. Eine Übersäuerung kann die Produktion entzündungsfördernder Zytokine begünstigen und so Gelenkbeschwerden verstärken.

Hypothetischer Zusammenhang: pH-Wert vs. Gelenkschmerzen

Illustrativer Zusammenhang zwischen pH-Werten und wahrgenommenen Gelenkschmerzen.

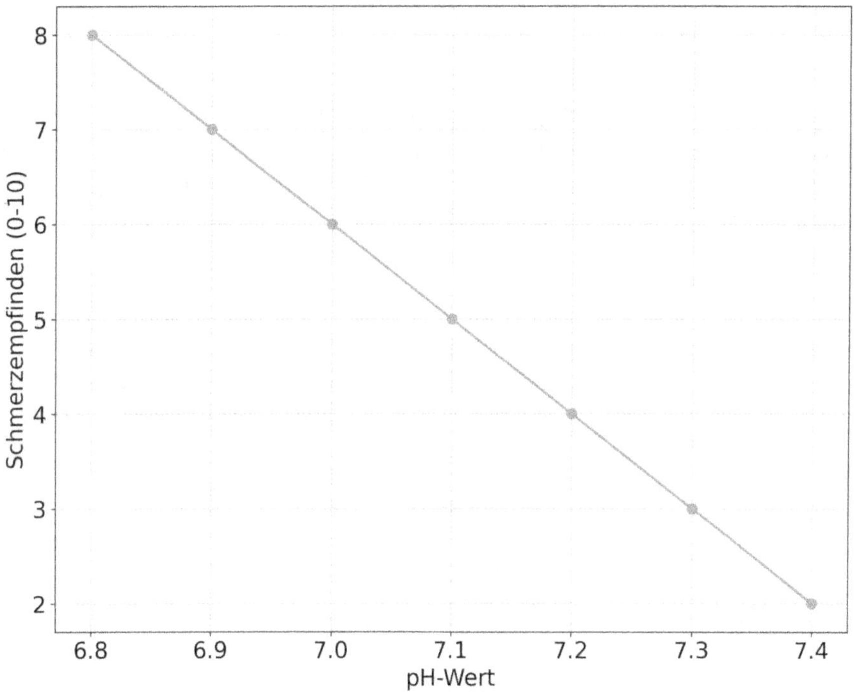

Diese Grafik zeigt hypothetisch einen umgekehrten Zusammenhang zwischen pH-Werten und gemeldeten Gelenkschmerzen. Mit steigendem pH-Wert (basischer) nimmt das wahrgenommene Schmerzempfinden ab. Obwohl diese Grafik nur zu Illustrationszwecken dient und keine tatsächlichen klinischen Daten darstellt, visualisiert sie das Konzept, dass ein ausgeglichenerer pH-Wert mit reduzierten Gelenkbeschwerden verbunden sein könnte.

Gelenkschmerzen natürlich lindern

Neben Ernährungsumstellungen und der ketogenen Diät bieten sich weitere natürliche Ansätze zur Linderung von Gelenkschmerzen an. Die gezielte Zufuhr basischer Mineralien kann die Symptomatik von Arthritis und anderen Gelenkbeschwerden verbessern [s50]. So können Nahrungsergänzungsmittel mit basischen_mineralien wie Calcium, Magnesium oder Kalium einen wertvollen Beitrag zur Entsäuerung leisten und so Schmerzen reduzieren. Ein weiterer vielversprechender Ansatz ist die Verwendung von alkalischem Wasser. Studien belegen, dass insbesondere hochkonzentriertes alkalisches Wasser Gelenkschwellungen und die damit verbundenen Funktionseinschränkungen, zum Beispiel bei Gicht, signifikant verringern kann [s52]. Durch die verbesserte Gelenkfunktion steigt die Lebensqualität der Betroffenen. Zusätzlich konnte in den Studiengruppen, die alkalisches Wasser konsumierten, eine deutliche Senkung der Harnsäurespiegel im Blut beobachtet werden – ein Effekt, der gerade bei Gicht entscheidend für die Kontrolle der Symptome ist [s52]. Ein erhöhter Harnsäurespiegel ist ein Hauptfaktor für Gichtanfälle. Durch die Reduktion des Harnsäurespiegels im Blut durch alkalisches Wasser können Gichtanfälle verhindert und die damit verbundenen Schmerzen gelindert werden. Die Kombination dieser Maßnahmen mit einer angepassten Ernährung und ausreichend Bewegung kann einen ganzheitlichen Ansatz zur Behandlung von Gelenkschmerzen bieten.

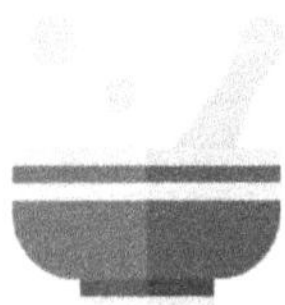

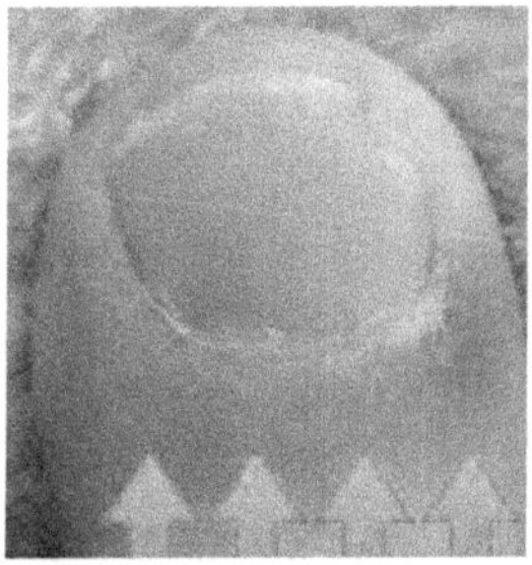

Gicht [i56]

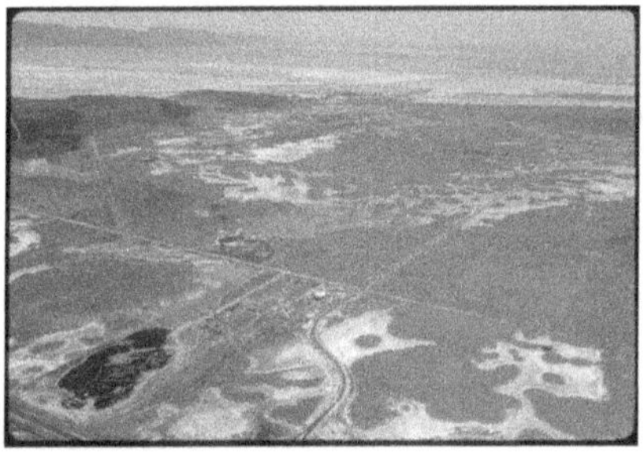

Basische Mineralien [i57]

Gut zu wissen

Alkalisches Wasser

Alkalisches Wasser hat einen höheren pH-Wert als normales Trinkwasser und kann dazu beitragen, die Säurebelastung im Körper zu reduzieren. Es kann die Gelenkfunktion verbessern und Schwellungen reduzieren.

Arthritis

Arthritis ist eine Gelenkentzündung, die durch einen Überschuss an Säure im Körper verstärkt werden kann. Eine basische Ernährung kann helfen, die Entzündung zu reduzieren und die Symptome zu lindern.

Harnsäurespiegel

Harnsäure ist ein Abfallprodukt des Stoffwechsels. Ein erhöhter Harnsäurespiegel kann zu Gicht führen. Eine basenreiche Ernährung und ausreichende Flüssigkeitszufuhr können helfen, den Harnsäurespiegel zu senken.

Wirksamkeit natürlicher Heilmittel bei Gelenkschmerzen

Vergleich der Schmerzlinderung

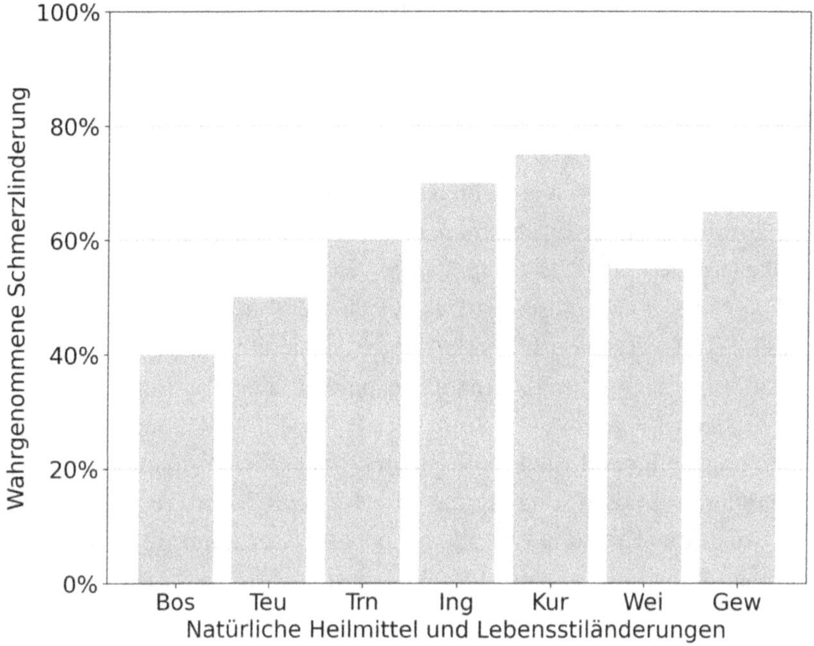

Bos: Boswellia

Ing: Ingwer

Teu: Teufelskralle

Wei: Weidenrinde

Gew: Gewichtskontrolle

Kur: Kurkuma

Trn: Training

Dieses Diagramm veranschaulicht die unterschiedliche Wirksamkeit verschiedener natürlicher Ansätze zur Behandlung von Gelenkschmerzen. Kurkuma und Ingwer weisen das höchste Potenzial zur Schmerzlinderung auf, während andere Heilmittel wie Teufelskralle und Weidenrinde eine moderate Wirksamkeit zeigen. Lebensstiländerungen wie regelmäßige Bewegung und Gewichtskontrolle tragen, obwohl sie keine schnellen Lösungen sind, erheblich zum langfristigen Schmerzmanagement bei. Dies deutet darauf hin, dass ein mehrgleisiger Ansatz, der gezielte Heilmittel mit Lebensstiländerungen kombiniert, für die allgemeine Gelenkgesundheit am effektivsten sein könnte.

Beweglichkeit durch basische Lebensweise verbessern

Eine basenreiche Ernährung kann die Beweglichkeit auf verschiedene Weisen positiv beeinflussen. Indem sie den Säure-Basen-Haushalt reguliert, wirkt sie sich günstig auf die Knochengesundheit und den Muskelerhalt aus. Eine Ernährung mit viel Obst und Gemüse optimiert das Kalium-Natrium-Verhältnis, was zum Knochenerhalt beiträgt und Muskelabbau entgegenwirkt [s2]. Gerade der Erhalt der Muskelmasse ist für die Beweglichkeit und die Prävention von Gelenkproblemen entscheidend, da starke Muskeln die Gelenke stützen und entlasten. Die Korrektur einer Übersäuerung (Azidose) unterstützt diesen Prozess zusätzlich und kann so indirekt die Beweglichkeit verbessern [s2]. Unter anderem kann die gezielte Integration von Curcumin, einem Bestandteil der Kurkumawurzel, die Beweglichkeit weiter fördern [s53]. Curcumin wirkt entzündungshemmend und antioxidativ, was Gelenkschmerzen und -entzündungen lindern und somit die Beweglichkeit verbessern kann [s53]. Auch der Konsum von alkalischem Wasser kann, in Kombination mit anderen Maßnahmen, einen positiven Effekt auf die Beweglichkeit haben, indem es Gelenkschmerzen, beispielsweise bei Gicht, reduziert und die Gelenkfunktion verbessert [s54]. So kann eine basische Lebensweise, die eine ausgewogene Ernährung, ausreichende Flüssigkeitszufuhr mit z. B. alkalischem Wasser und gegebenenfalls die Supplementierung bestimmter Nährstoffe umfasst, einen wertvollen Beitrag zur Verbesserung der Beweglichkeit und zur Linderung von Gelenkbeschwerden leisten.

Gut zu wissen

alkalisch

Alkalisches Wasser hat einen höheren pH-Wert als normales Leitungswasser. Es kann helfen, Säuren im Körper zu neutralisieren und so die Belastung der Gelenke zu verringern. Die ausreichende Flüssigkeitszufuhr mit alkalischem Wasser kann die Gelenkfunktion unterstützen.

Azidose

Eine Azidose ist eine Übersäuerung des Körpers, die durch eine Anhäufung von Säuren oder einen Verlust von Basen entsteht. Sie kann die Gelenke belasten und zu Beschwerden führen. Durch eine basenreiche Ernährung und ausreichend Bewegung kann einer Azidose entgegengewirkt werden.

Curcumin

Curcumin, ein Bestandteil der Kurkumawurzel, wirkt entzündungshemmend und kann dazu beitragen, Schmerzen und Steifheit in den Gelenken zu reduzieren, die durch eine Übersäuerung verstärkt werden können.

Natrium

Natrium ist ein Mineral, das im Körper verschiedene Funktionen erfüllt, unter anderem die Regulation des Flüssigkeitshaushaltes. Ein übermäßiger Natriumkonsum kann jedoch das Säure-Basen-Gleichgewicht stören und die Gelenkgesundheit negativ beeinflussen.

Faktoren, die die Gelenkbeweglichkeit beeinflussen

Auswirkungen des Lebensstils auf die Gelenkgesundheit.

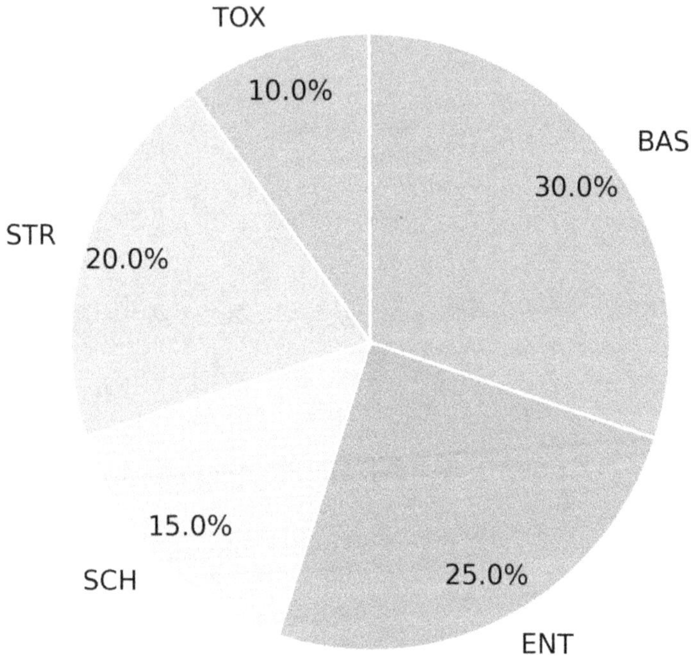

BAS: Basische Ernährung und Flüssigkeitszufuhr

ENT: Gezielte Bewegung und Dehnung

SCH: Ausreichend Schlaf

STR: Stressbewältigung

TOX: Entgiftung

Dieses Diagramm visualisiert den relativen Einfluss verschiedener Lebensstilfaktoren auf die Gelenkbeweglichkeit. Obwohl basisch-fördernde Strategien wichtig sind, führt die ganzheitliche Berücksichtigung aller Faktoren zu den besten Ergebnissen für die langfristige Gelenkgesundheit und Schmerzreduktion.

Konkrete Ratschläge

- Verbinden Sie die Zubereitung Ihrer Mahlzeiten mit achtsamen Ritualen, wie dem bewussten Waschen und Schneiden des Gemüses.
- Trinken Sie morgens ein Glas lauwarmes Wasser mit einem Spritzer frisch gepressten Ingwersaft, um den Stoffwechsel anzuregen.
- Entwickeln Sie eine persönliche "Basen-Yoga-Sequenz" mit Dreh- und Dehnübungen, die die inneren Organe stimulieren.
- Massieren Sie Ihre Gelenke regelmäßig mit einem selbstgemachten Öl aus Mandelöl und einigen Tropfen Wacholderöl.
- Stellen Sie sich nach dem Duschen für einige Minuten unter einen kalten Wasserstrahl, um die Durchblutung und den Lymphfluss anzuregen.
- Lagern Sie Ihre Lebensmittel in Tongefäßen, um deren natürliche Frische und Energie zu erhalten.
- Hören Sie beim Essen beruhigende Musik und konzentrieren Sie sich ganz auf den Geschmack und die Textur Ihrer Speisen.
- Schaffen Sie sich einen kleinen Kräutergarten mit basenbildenden Pflanzen wie Petersilie und Schnittlauch.
- Integrieren Sie das "Ölziehen" mit Kokosöl in Ihre Morgenroutine, um den Mundraum zu reinigen und den Körper zu entgiften.
- Trinken Sie vor dem Schlafengehen eine Tasse warme Mandelmilch mit Zimt und Honig, um die Nerven zu beruhigen und den Schlaf zu fördern.
- Visualisieren Sie, wie sich Ihre Gelenke mit jedem Atemzug mit neuer Energie füllen und Schmerzen sich auflösen.
- Umgeben Sie sich mit positiven Menschen und Aktivitäten, die Ihnen Freude bereiten und Ihr Wohlbefinden steigern.

5. 2 Hautprobleme und Säure-Basen-Haushalt

Hautprobleme wie Irritationen, Entzündungen oder vorzeitige Alterung können mit einem unausgeglichenen Säure-Basen-Haushalt zusammenhängen. Der Säureschutzmantel der Haut spielt eine entscheidende Rolle für ihre Gesundheit und Widerstandsfähigkeit, während gleichzeitig das innere Milieu die Zellregeneration beeinflusst. Dieses Kapitel beleuchtet den Zusammenhang zwischen Hautgesundheit und dem Säure-Basen-Gleichgewicht und zeigt, wie wichtig beides für ein strahlendes Hautbild ist. Lesen Sie weiter, um zu erfahren, wie Sie Ihre Haut durch die richtige Balance unterstützen können.

Gesunde Haut benötigt sowohl einen intakten Säureschutzmantel (leicht sauer) als äußeren Schutz vor Krankheitserregern, als auch ein ausgeglichenes Säure-Basen-Verhältnis im Körperinneren für optimale Zellfunktion und Regeneration.

Basische Hautpflege im Alltag

Basische Hautpflege im Alltag zielt darauf ab, den Säureschutzmantel der Haut zu erhalten und nicht zu stören. Dieser Schutzmantel, ein leicht saurer Film auf der Hautoberfläche, wehrt schädliche Bakterien und Umwelteinflüsse ab. [s55] Eine übermäßige Reinigung mit alkalischen Produkten kann diesen Schutzmantel angreifen und die Haut anfälliger für Irritationen und Entzündungen machen. Daher ist die Wahl der richtigen Reinigungsprodukte entscheidend. Milde, seifenfreie Waschlotionen oder Reinigungsmilch mit einem pH-Wert nahe dem der Haut (etwa 5,5) erhalten den natürlichen Säureschutzmantel und entfernen gleichzeitig Schmutz und Make-up. Zusätzlich können rückfettende Inhaltsstoffe in diesen Produkten dazu beitragen, die Haut vor dem Austrocknen zu schützen. Ein weiterer wichtiger Aspekt ist der Sonnenschutz. UV-Strahlung kann die Haut schädigen und Entzündungen fördern. Mineralische Sonnenschutzmittel, die auf physikalischen Filtern wie Zinkoxid oder Titandioxid basieren, sind in der Regel verträglicher als chemische Filter und bieten einen wirksamen Schutz vor UV-Strahlung. [s55] Die Pflege empfindlicher Haut, wie etwa bei Rosazea, erfordert besondere Aufmerksamkeit. Hier sind Dermokosmetika mit beruhigenden und entzündungshemmenden Inhaltsstoffen wie Vitamin C, K oder PP geeignet. [s55] Auch bei

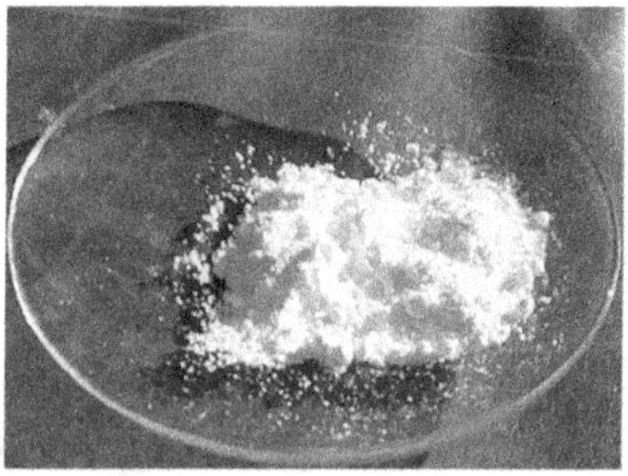

Titandioxid [i58]

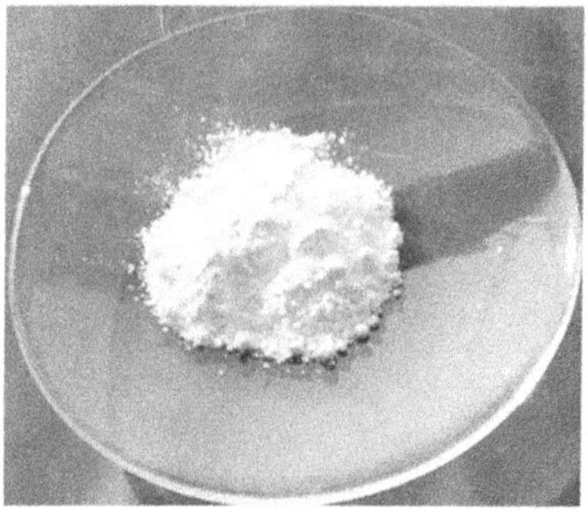

Zinkoxid [i59]

Rosazea ist es ratsam, auf stark austrocknende oder irritierende Produkte zu verzichten und stattdessen milde, feuchtigkeitsspendende Formulierungen zu wählen. Die tägliche Hautpflege sollte also auf die individuellen Bedürfnisse der Haut abgestimmt sein und den Erhalt des natürlichen Säureschutzmantels unterstützen. Ein Beispiel hierfür wäre die Verwendung eines milden Reinigungsprodukts am Morgen, gefolgt von einer feuchtigkeitsspendenden Creme und einem mineralischen Sonnenschutzmittel. Abends kann die Haut erneut sanft gereinigt und mit einer beruhigenden Nachtpflege versorgt werden. Durch diese konsequente, aber sanfte Pflege kann die Haut langfristig gesund und widerstandsfähig bleiben.

Gut zu wissen

Mineralische Sonnenschutzmittel

Mineralische Sonnenschutzmittel enthalten mineralische Filter wie Zinkoxid oder Titandioxid. Sie wirken, indem sie die UV-Strahlung reflektieren und streuen und gelten als besonders hautverträglich. Sie sind daher empfehlenswert, besonders bei empfindlicher Haut oder einem angegriffenen Säureschutzmantel.

Säureschutzmantel

Der Säureschutzmantel der Haut ist ein leicht saurer Film auf der Hautoberfläche, der durch Talg, Schweiß und Säuren gebildet wird. Er schützt die Haut vor dem Austrocknen und dem Eindringen von Krankheitserregern. Ein Ungleichgewicht im Säure-Basen-Haushalt kann den Säureschutzmantel schwächen und so zu Hautproblemen führen.

Wirksamkeit alkalischer Hautpflegeprodukte

Wirksamkeit von alkalischen Hautpflegeprodukten.

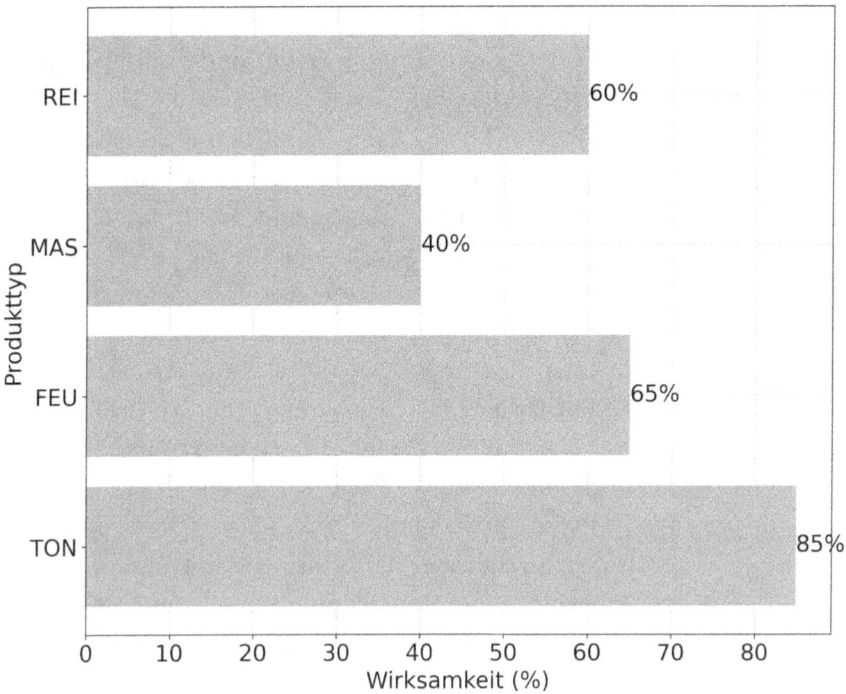

FEU: Feuchtigkeitscreme

MAS: Maske

REI: Reiniger

TON: Toner

Das Diagramm zeigt unterschiedliche Wirksamkeiten für verschiedene alkalische Hautpflegeprodukte. Reiniger zeigen das höchste Potenzial zur Wiederherstellung des pH-Gleichgewichts, wahrscheinlich aufgrund ihrer direkten Interaktion mit der Hautoberfläche. Toner und Feuchtigkeitscremes zeigen eine moderate Wirksamkeit, was auf ihre unterstützende Rolle bei der Aufrechterhaltung des pH-Werts hindeutet. Masken bieten zwar einen gewissen Nutzen, ihre weniger häufige Anwendung kann jedoch zu einer geringeren Wirksamkeit beitragen. Diese Visualisierung unterstreicht die Bedeutung der Wahl des richtigen Produkttyps für einen optimalen pH-Ausgleich.

Regeneration der Haut durch Entsäuerung

Eine gesunde Hautregeneration profitiert von einem ausgeglichenen Säure-Basen-Haushalt. Während der saeureschutzmantel der Haut für die Abwehr von Krankheitserregern essenziell ist, können Stoffwechselvorgänge im Körper zu einer Übersäuerung des Gewebes führen, die sich negativ auf die Haut auswirken kann. [s56] Eine solche Übersäuerung kann die Kollagenproduktion beeinträchtigen, was zu einer verminderten Elastizität und Faltenbildung führt. Gleichzeitig wird die natürliche Barrierefunktion der Haut geschwächt, wodurch sie anfälliger für Entzündungen und Irritationen wird. Um die Hautregeneration zu fördern, ist es daher wichtig, nicht nur den Säureschutzmantel zu erhalten, sondern auch den Körper bei der Entsäuerung zu unterstützen. Dies kann durch eine basenreiche Ernährung mit viel Obst und Gemüse, sowie durch eine ausreichende Flüssigkeitszufuhr, etwa in Form von Kräutertees und stillem Wasser, erfolgen. Eine basische Körperpflege mit milden, pH-neutralen Produkten kann die Haut zusätzlich entlasten und ihre Regenerationsfähigkeit unterstützen. So kann etwa eine basische Gesichtsmaske mit Heilerde helfen, überschüssige Säuren aus der Haut zu absorbieren und sie zu beruhigen. Die Wiederherstellung eines optimalen phwertes, sowohl auf der Hautoberfläche als auch im Körperinneren, trägt dazu bei, die Hautgesundheit zu verbessern und die Regeneration zu fördern. [s56] Ein leicht saures Milieu auf der Haut schützt vor äußeren Einflüssen, während ein ausgeglichener Säure-Basen-Haushalt im Körper die Voraussetzungen für eine gesunde Zellfunktion und -erneuerung schafft.

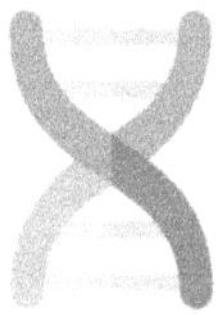

Gut zu wissen

Basische Körperpflege

Die Verwendung von Pflegeprodukten mit einem pH-Wert im basischen Bereich, die dazu beitragen können, den Säureschutzmantel der Haut zu stabilisieren und Irritationen zu reduzieren. Basische Körperpflege kann die Hautregeneration unterstützen und das Hautbild verbessern.

Heilerde

Ein Naturprodukt mit absorbierenden Eigenschaften, das helfen kann, überschüssige Säuren und Talg von der Haut zu entfernen. Heilerde kann in Form von Masken oder Bädern angewendet werden und trägt zur Beruhigung und Reinigung der Haut bei.

Hautregeneration und Säure-Basen-Haushalt

Wirksamkeit von Hautregenerationsmethoden basierend auf Zeitaufwand und Einfluss auf den Säure-Basen-Haushalt.

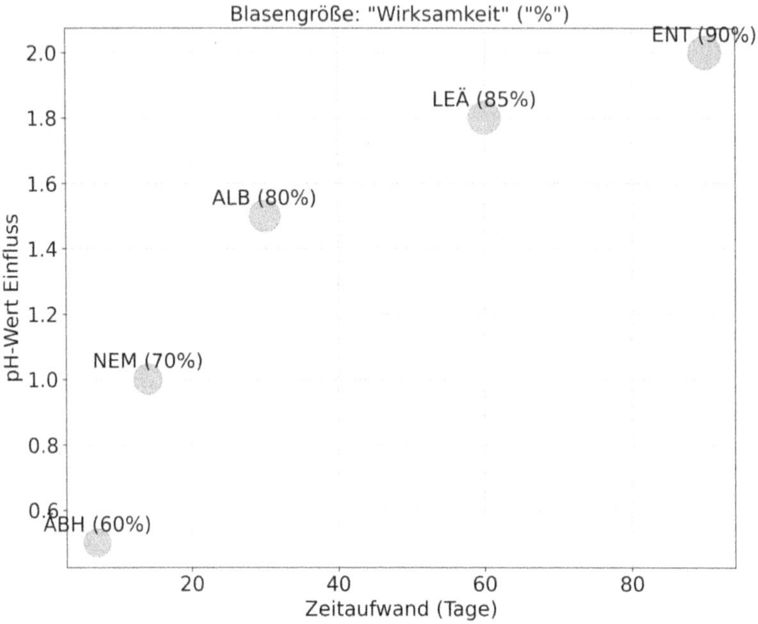

Blasengröße: Wirksamkeit (%)

ÄBH: Äußerliche Behandlungen

ALB: Alkalische Ernährung

ENT: Entgiftung

LEÄ: Lebensstiländerungen

NEM: Nahrungsergänzungsmittel

Alkalische Ernährung zeigt hohe Wirksamkeit bei mittlerem Zeitaufwand, während äußerliche Behandlungen schnelle Ergebnisse liefern, aber weniger Einfluss auf den gesamten Haushalt haben. Entgiftungsmethoden benötigen mehr Zeit, bieten aber potenziell erhebliche langfristige Vorteile für die Hautregeneration. Der Ausgleich des pH-Wertes im Körper scheint entscheidend für eine dauerhafte Hautgesundheit zu sein. Schnelle Lösungen mögen sofortige sichtbare Ergebnisse liefern, aber ein ganzheitlicher Ansatz, der den Säure-Basen-Haushalt berücksichtigt, bietet wesentlichere und nachhaltigere Verbesserungen.

Konkrete Ratschläge

- Verwenden Sie für Ihre Gesichtsreinigung lauwarmes Wasser und ein mildes, rückfettendes Reinigungsöl.
- Tupfen Sie Ihr Gesicht nach der Reinigung sanft trocken, anstatt zu rubbeln, um den Säureschutzmantel nicht zu beschädigen.
- Besprühen Sie Ihr Gesicht nach der Reinigung mit einem selbstgemachten Hydrolat aus Kamille oder Ringelblume, um die Haut zu beruhigen und mit Feuchtigkeit zu versorgen.
- Mischen Sie Ihrer gewohnten Gesichtscreme einen Tropfen hochwertiges Sanddornöl bei, um die Regeneration der Haut zu unterstützen.
- Legen Sie sich abends feuchte, lauwarme Kompressen mit Kamillentee auf die Augen, um Schwellungen zu reduzieren und die Haut zu entspannen.
- Massieren Sie Ihr Gesicht sanft mit den Fingerspitzen, beginnend am Kinn und in Richtung Schläfen, um die Durchblutung anzuregen und den Lymphfluss zu aktivieren.
- Verwenden Sie für die Pflege Ihrer Lippen einen Lippenbalsam aus natürlichen Ölen und Wachsen, wie beispielsweise Sheabutter und Bienenwachs.
- Tragen Sie vor dem Schlafengehen eine dünne Schicht Honig auf Ihre Lippen auf, um diese über Nacht intensiv zu pflegen.
- Bereiten Sie eine beruhigende Gesichtsmaske aus Heilerde und Quark zu und lassen Sie diese für 15 Minuten einwirken.
- Entwickeln Sie Ihr eigenes Gesichtswasser aus abgekochtem Wasser und einem Teelöffel Apfelessig.
- Verwenden Sie Wattepads aus Bio-Baumwolle, um Ihre Haut schonend zu reinigen und zu pflegen.

5. 3 Verdauungsbeschwerden und Entsäuerung

Verdauungsbeschwerden wie Sodbrennen beeinträchtigen das Wohlbefinden und können auf ein Ungleichgewicht im Säure-Basen-Haushalt hindeuten. Die Ursachen reichen von falscher Ernährung bis zu Funktionsstörungen des Verdauungstraktes. Auch die Darmgesundheit spielt eine entscheidende Rolle, da eine unausgeglichene Darmflora die Verdauungsprozesse und das gesamte Wohlbefinden negativ beeinflussen kann. Leber und Nieren sind die zentralen Organe für die Regulation des Säure-Basen-Gleichgewichts. Ihre Funktionstüchtigkeit ist entscheidend für die effektive Ausleitung saurer Stoffwechselprodukte. Erfahren Sie in diesem Kapitel, wie Sie Ihre Verdauungsorgane unterstützen und so zu einem gesunden Säure-Basen-Gleichgewicht beitragen können.

Sodbrennen kann sowohl durch zu viel als auch durch zu wenig Magensäure entstehen, daher ist eine individuelle Betrachtung und gegebenenfalls ärztliche Abklärung wichtig.

Sodbrennen und Übersäuerung des Magens

Sodbrennen, ein brennendes Gefühl hinter dem Brustbein, entsteht durch den Rückfluss von Magensäure in die Speiseröhre. Die Salzsäure (HCl) im Magen, essenziell für die Proteinverdauung [s57], kann bei übermäßiger Produktion oder gestörter Funktion des unteren Ösophagussphinkters, der den Magen von der Speiseröhre trennt, Sodbrennen verursachen [s57]. Dieser Rückfluss reizt die Schleimhaut der Speiseröhre und führt zu den charakteristischen Beschwerden. Ein häufiger Auslöser für Sodbrennen sind fettreiche und frittierte Speisen, da diese die Verdauung verlangsamen und die Magensäureproduktion anregen können [s58]. Auch Koffein und kohlensäurehaltige Getränke können die Beschwerden verstärken, indem sie den unteren Ösophagussphinkter beeinflussen und den Druck im Magen erhöhen [s58]. Umgekehrt können ballaststoffreiche Lebensmittel wie Vollkornprodukte, Obst und Gemüse Sodbrennen reduzieren, da sie Flüssigkeit binden und so die Säurekonzentration im Magen verringern [s59]. Unter anderem kann der Verzehr von grünem Gemüse, wie Brokkoli und Spargel, aufgrund seines Alkaligehalts den pH-Wert des Magensafts ausgleichen und so Linderung verschaffen [s59]. Zusätzlich

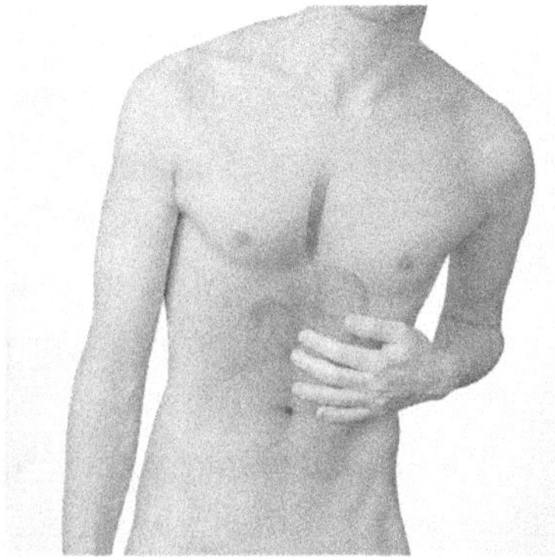

Magen [i60]

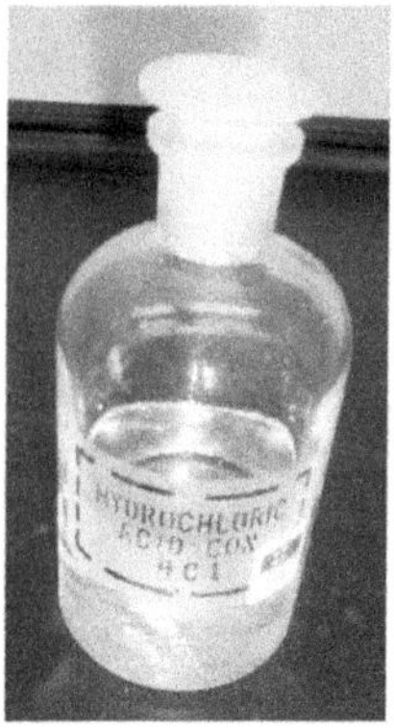

Salzsäure [i61]

zu Ernährungsumstellungen können auch Nahrungsergänzungsmittel hilfreich sein. Betaine HCl kann, paradoxerweise, bei manchen Menschen mit zu geringer Magensäureproduktion die Symptome lindern [s60]. Auch Probiotika können die Symptome verbessern und das Rückfallrisiko senken [s60]. Für eine schnelle, aber kurzfristige Linderung bei leichtem Sodbrennen können Antazida eingesetzt werden, die die überschüssige Salzsäure neutralisieren [s61]. Werden die Beschwerden durch eine zu geringe Magensäureproduktion verursacht, kann, unter ärztlicher Aufsicht, die zusätzliche Einnahme von Betain HCl helfen, die Verdauung zu unterstützen und Sodbrennen zu lindern [s60]. Eine bewusste Ernährungsumstellung, ergänzt durch geeignete Nahrungsergänzungsmittel, kann somit wesentlich zur Linderung von Sodbrennen beitragen. Zusätzlich zu den genannten Maßnahmen kann eine aufrechte Körperhaltung nach dem Essen hilfreich sein, um den Druck auf den Magen zu reduzieren und den Rückfluss von Magensäure zu minimieren [s59].

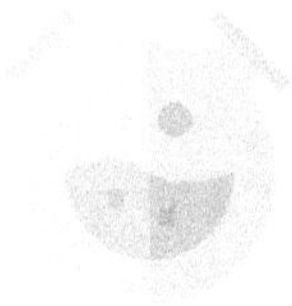

Gut zu wissen

Ösophagussphinkter

Der Ösophagussphinkter ist ein Muskelring am unteren Ende der Speiseröhre, der sich öffnet, um Nahrung in den Magen zu lassen und sich schließt, um zu verhindern, dass Magensäure in die Speiseröhre zurückfließt. Eine Schwächung dieses Muskels kann zu Sodbrennen beitragen.

Salzsäure (HCl)

Salzsäure ist eine starke Säure, die im Magen produziert wird und eine wichtige Rolle bei der Verdauung von Proteinen spielt. Ein Überschuss an Salzsäure kann jedoch zu Sodbrennen und anderen Verdauungsproblemen führen. Im Kontext der Entsäuerung kann eine zu hohe Salzsäureproduktion durch Stress, bestimmte Lebensmittel oder Medikamente beeinflusst werden.

Sodbrennen

Sodbrennen ist ein Symptom, das durch den Rückfluss von Magensäure in die Speiseröhre verursacht wird und zu einem brennenden Gefühl in der Brust führt. Eine Ernährungsumstellung kann helfen, Sodbrennen zu lindern, indem man säurebildende Lebensmittel reduziert und basenbildende Lebensmittel verstärkt.

Häufige Sodbrennen-Symptome

Symptomhäufigkeit

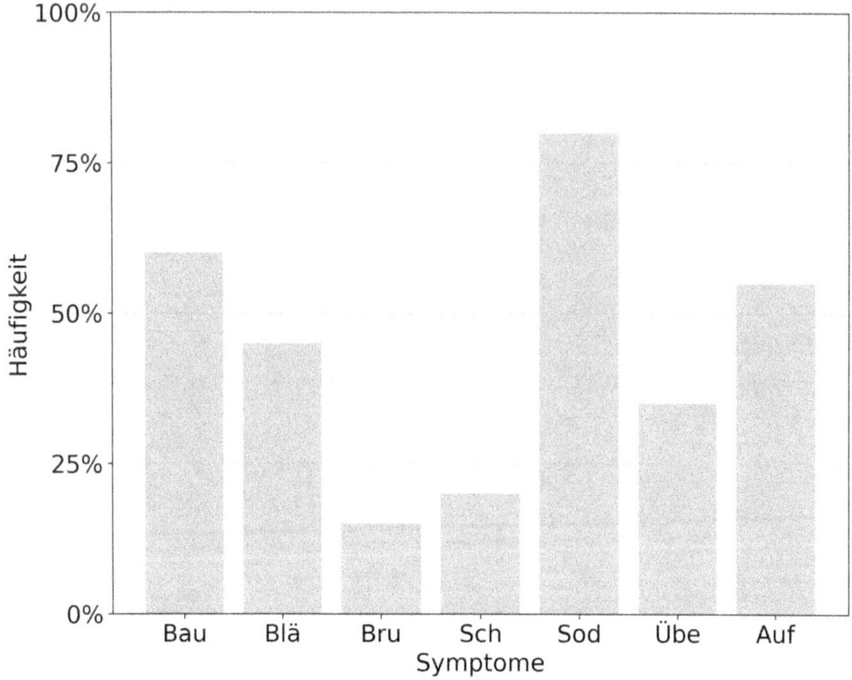

Auf: Aufstoßen

Bau: Bauchschmerzen

Blä: Blähungen

Bru: Brustschmerzen

Sch: Schluckbeschwerden

Sod: Sodbrennen

Übe: Übelkeit

Sodbrennen ist das am häufigsten auftretende Symptom, das die Betroffenen erheblich beeinträchtigt. Bauchschmerzen und Aufstoßen sind ebenfalls häufig und weisen auf einen Bedarf an wirksamen Behandlungsstrategien hin. Obwohl Schluckbeschwerden und Brustschmerzen seltener auftreten, sollten sie aufgrund ihrer möglichen Schwere und der Bedeutung des Ausschlusses anderer Erkrankungen beachtet werden.

Darmgesundheit durch basische Ernährung fördern

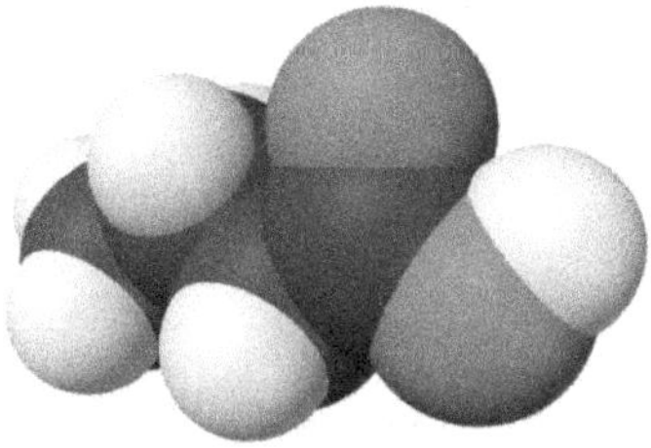

Butyrat [i62]

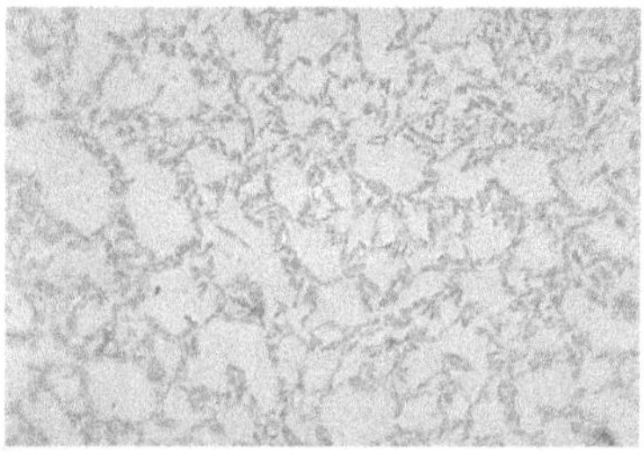

Darmflora [i63]

Eine basenreiche Ernährung kann die Darmgesundheit positiv beeinflussen, indem sie das Gleichgewicht der Darmflora und die Funktion des Verdauungstraktes unterstützt. Ein wichtiger Aspekt ist die Förderung einer vielfältigen Darmflora, auch Mikrobiota genannt. Eine Ernährung mit reichlich Ballaststoffen, wie sie in Obst, Gemüse und Vollkornprodukten vorkommt, nährt die nützlichen Bakterien im Darm und regt die Bildung von kurzkettigen Fettsäuren (SCFA) an [s62]. Insbesondere Butyrat, eine dieser SCFA, wirkt entzündungshemmend und stärkt die Darmschleimhaut, die als Barriere gegen schädliche Stoffe fungiert [s62]. Durch die verbesserte Barrierefunktion und die reduzierte Entzündung wird das Risiko von Darmerkrankungen, einschließlich Dickdarmkrebs, vermindert [s62]. Neben der Ballaststoffzufuhr kann auch die ausreichende Versorgung mit alkalischen Mineralien, wie sie durch eine basenreiche Kost gewährleistet wird, die Darmgesundheit fördern. So kann ein ausgeglichenes Verhältnis von Kalium zu Natrium, das durch den Konsum von Obst und Gemüse erreicht werden kann, nicht nur die Knochengesundheit positiv beeinflussen, sondern auch den Muskelabbau reduzieren [s2]. Darüber hinaus kann eine basenreiche Ernährung die Produktion von Wachstumshormonen anregen, was sich insgesamt positiv auf Gesundheit und Wohlbefinden auswirkt [s2]. Alkalisches, elektrolysiertes Wasser kann ebenfalls dazu beitragen, die

Darmgesundheit zu verbessern, indem es die Verdauung unterstützt und die Stuhlgangsbedingungen normalisiert [s63]. Ein regelmäßiger Stuhlgang ist wichtig für die Ausscheidung von Stoffwechselprodukten und Toxinen und trägt somit zu einem gesunden Darm bei [s63]. Die in Quelle [s63] beschriebene Verbesserung der Schlafqualität durch die Einnahme von alkalischem Wasser kann indirekt ebenfalls die Darmgesundheit fördern, da ein gesunder Schlaf mit einer ausgeglichenen Darmflora und einer verbesserten Verdauung in Verbindung gebracht wird [s63]. Ein Glas frisch gepressten Gemüsesaft am Morgen kann die Versorgung mit basischen Mineralien und Ballaststoffen gewährleisten und so die Darmgesundheit unterstützen.

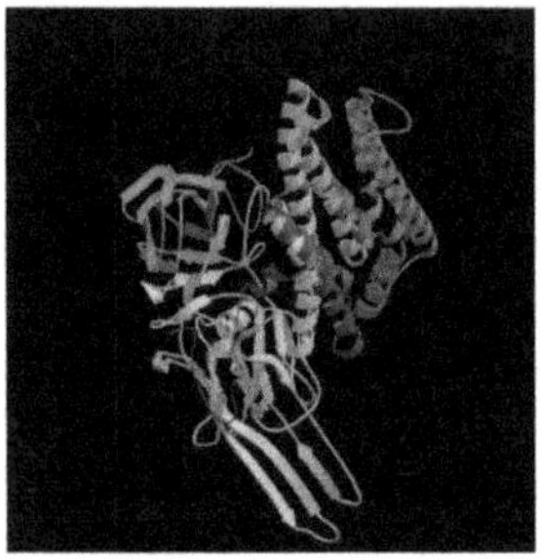

Toxin [i64]

Gut zu wissen

Alkalisch

Bezeichnet Substanzen, die einen pH-Wert über 7 haben und somit basisch sind. Alkalische Mineralien, die durch eine basenreiche Ernährung aufgenommen werden, können den Säure-Basen-Haushalt ausgleichen und zur Entsäuerung beitragen.

Elektrolysiertes Wasser

Wasser, das durch Elektrolyse verändert wurde und einen höheren pH-Wert aufweist. Es kann die Verdauung unterstützen und so zur Entsäuerung beitragen.

Mikrobiota

Die Gesamtheit der Mikroorganismen, die den Darm besiedeln und eine wichtige Rolle für die Verdauung und das Immunsystem spielen. Eine ausgewogene Mikrobiota wird durch eine basenreiche Ernährung gefördert und trägt zur Entsäuerung bei.

Toxine

Schädliche Substanzen, die den Körper belasten. Ein regelmäßiger Stuhlgang, gefördert durch eine basenreiche Ernährung, hilft, diese auszuscheiden und unterstützt die Entsäuerung.

Auswirkungen einer alkalischen Ernährung auf die Darmgesundheit

Faktoren, die die Darmgesundheit beeinflussen.

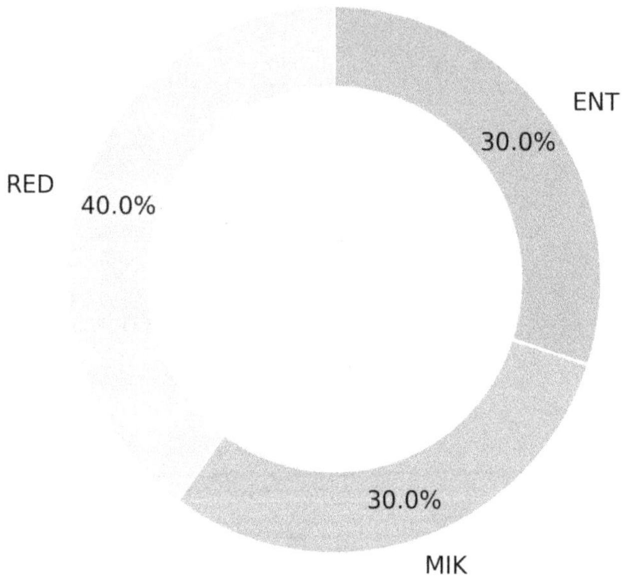

- ENT: Effiziente Abfallentsorgung
- MIK: Ausgewogenes Darmmikrobiom
- RED: Reduzierte Entzündungen

Ein ausgewogenes Darmmikrobiom, reduzierte Entzündungen und eine effiziente Abfallentsorgung sind der Schlüssel zu einer optimalen Darmgesundheit. Obwohl eine alkalische Ernährung positiv zu diesen Faktoren beitragen kann, spielen auch andere Lebensgewohnheiten wie Stressbewältigung und Bewegung eine entscheidende Rolle. Ein ganzheitlicher Ansatz zum Wohlbefinden ist für die allgemeine Verdauungsgesundheit unerlässlich.

Leber und Nieren bei der Entsäuerung unterstützen

Leber und Nieren leisten einen entscheidenden Beitrag zur Regulation des Säure-Basen-Gleichgewichts. Die Nieren sind primär für die Eliminierung nicht-flüchtiger Säuren zuständig, die aus dem stoffwechsel von Eiweißen, genauer gesagt Aminosäuren, resultieren [s5]. Gleichzeitig produziert die Leber Ammoniumionen, die ebenfalls zur Säureausscheidung beitragen und somit den Säure-Basen-Haushalt beeinflussen [s5]. Die Nieren verfügen über die bemerkenswerte Fähigkeit, den phwert des Urins in einem breiten Spektrum von pH 4,5 bis pH 8 zu variieren, was ihre zentrale Rolle bei der Entsäuerung des Organismus unterstreicht [s5]. Die koordinierte Produktion und Ausscheidung von Ammoniumionen durch Leber und Nieren ist essentiell für die Stabilisierung des Säure-Basen-Gleichgewichts. Eine ausreichende Flüssigkeitszufuhr, beispielsweise in Form von Wasser oder Kräutertees, kann die Nierenfunktion unterstützen und die Ausleitung saurer Stoffwechselprodukte fördern. [s5] Dadurch wird die natürliche Entsäuerungsfunktion der Nieren optimiert und das Säure-Basen-Gleichgewicht im Körper aufrechterhalten.

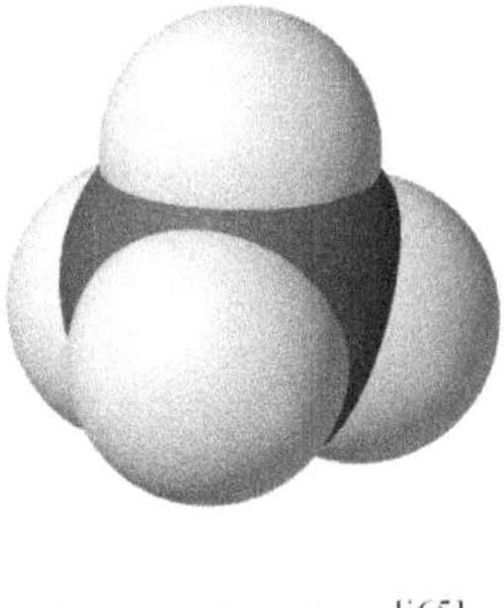

Ammoniumion [i65]

Unterstützung der Entgiftung

Wirksamkeit von Methoden zur Unterstützung der Leber- und Nierenentgiftung.

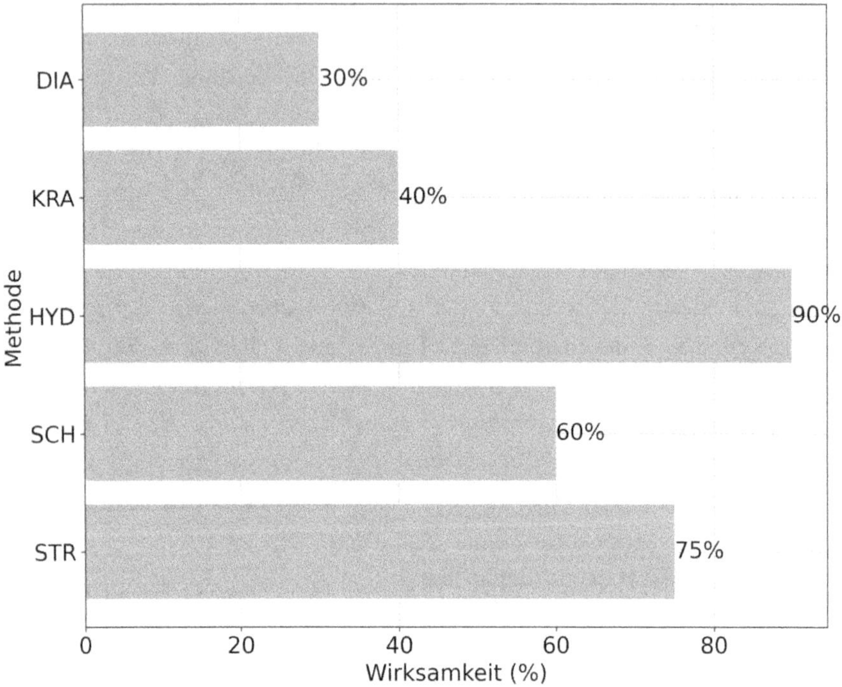

DIA: Ausgewogene Ernährung

HYD: Hydration

KRA: Kräuterunterstützung

SCH: Ausreichend Schlaf

STR: Stressreduktion

Das Diagramm zeigt die relative Wirksamkeit verschiedener Methoden zur Unterstützung der Leber- und Nierenentgiftung. Die Flüssigkeitszufuhr scheint die größte Wirkung zu haben, gefolgt von einer ausgewogenen Ernährung. Stressreduktion und Schlaf sind zwar wichtig, tragen aber in dieser Darstellung vergleichsweise weniger zur Entgiftung bei.

Konkrete Ratschläge

- Trinken Sie morgens ein Glas lauwarmes Wasser mit einem Teelöffel naturreinem Apfelessig, um die Verdauung anzuregen.
- Integrieren Sie Flohsamenschalen in Ihren Speiseplan, um die Darmtätigkeit zu regulieren und die Magensäure zu binden.
- Bereiten Sie sich basische Gemüsewickel zu, indem Sie zerdrückte Kartoffeln oder Karotten auf ein Tuch geben und dieses für 20 Minuten auf den Bauch legen.
- Kauen Sie Ihre Speisen gründlich, um die Verdauungsenzyme optimal zu nutzen und die Magensäureproduktion zu regulieren.
- Trinken Sie zwischen den Mahlzeiten ungesüßte Kräutertees, wie Fenchel oder Anis, um die Verdauung zu unterstützen und Blähungen zu reduzieren.
- Verwenden Sie für die Zubereitung Ihrer Speisen basisches Kochsalz, das mit basischen Mineralien angereichert ist.
- Gurgeln Sie nach dem Essen mit einer basischen Salzlösung, um den Mundraum zu neutralisieren und die Speiseröhre zu schützen.
- Essen Sie abends eine leichte, basenreiche Mahlzeit, wie gedünstetes Gemüse mit Quinoa, um die nächtliche Regeneration zu unterstützen.
- Legen Sie sich nach dem Essen für 15 Minuten auf die linke Seite, um den Weitertransport der Nahrung im Magen zu fördern.
- Vermeiden Sie hastiges Essen und schaffen Sie sich eine ruhige Atmosphäre während der Mahlzeiten, um die Verdauung zu unterstützen.
- Hören Sie auf die Signale Ihres Körpers und essen Sie nur dann, wenn Sie wirklich Hunger haben.

Rückblick - 5. Spezifische Gesundheitsprobleme und Entsäuerungsstrategien

Ein ausgeglichener Säure-Basen-Haushalt ist für das allgemeine Wohlbefinden von entscheidender Bedeutung und kann sich positiv auf verschiedene Gesundheitsprobleme auswirken. Gelenkbeschwerden wie Rheuma und Arthrose können durch eine chronische, leichte Übersäuerung verstärkt werden. Um dem entgegenzuwirken, empfiehlt sich eine Ernährungsumstellung mit Fokus auf basenbildende Lebensmittel. Integrieren Sie großzügig Obst und Gemüse in Ihren Speiseplan und reduzieren Sie gleichzeitig den Konsum säurebildender Nahrungsmittel wie Fleisch, verarbeitete Lebensmittel und zuckerhaltige Getränke. Beachten Sie dabei, dass eine radikale Ernährungsumstellung nicht immer notwendig ist. Kleine, schrittweise Anpassungen, die Sie konsequent in Ihren Alltag integrieren, können bereits einen spürbaren Unterschied machen. Beginnen Sie beispielsweise damit, täglich ein grünes Smoothie zum Frühstück zu trinken oder Ihre Zwischenmahlzeiten durch Obst zu ersetzen.

Neben der Ernährung können auch weitere Strategien dazu beitragen, Ihre Gelenkgesundheit zu verbessern und Ihre Beweglichkeit zu fördern. Achten Sie auf eine ausreichende Flüssigkeitszufuhr, idealerweise mit stillem Wasser oder Kräutertees. Alkalisches Wasser kann eine zusätzliche Option sein, die Sie in Betracht ziehen können. Ergänzend dazu können basische Mineralstoffpräparate, nach Rücksprache mit Ihrem Arzt oder Heilpraktiker, sinnvoll sein. Bewegung spielt ebenfalls eine wichtige Rolle. Regelmäßige, gelenkschonende Aktivitäten wie Schwimmen, Yoga oder Spaziergänge können Ihre Beweglichkeit verbessern und Ihre Gelenke stärken. Denken Sie daran, dass ein ganzheitlicher Ansatz, der Ernährung, Bewegung und gegebenenfalls Supplementierung kombiniert, am effektivsten ist.

Auch Hautprobleme können mit einem unausgeglichenen Säure-Basen-Haushalt in Verbindung stehen. Während der Säureschutzmantel der Haut wichtig für den Schutz vor äußeren Einflüssen ist, kann eine innere Übersäuerung die Hautregeneration beeinträchtigen und zu Problemen wie Faltenbildung, Entzündungen und Irritationen führen. Um Ihre Haut von innen heraus zu unterstützen, empfiehlt sich auch hier eine basenreiche Ernährung. Achten Sie außerdem auf eine sanfte Hautpflege mit milden, pH-neutralen Produkten, die den Säureschutzmantel nicht angreifen. Vermeiden Sie aggressive Reinigungsmittel und greifen Sie stattdessen zu seifenfreien Waschlotionen oder Reinigungsmilch. Bei empfindlicher Haut, beispielsweise bei Rosazea, sollten Sie besonders auf die Verträglichkeit der Produkte achten und gegebenenfalls auf Dermokosmetika zurückgreifen.

Sodbrennen und Verdauungsbeschwerden können ebenfalls durch eine Übersäuerung beeinflusst werden. Eine Ernährungsumstellung, die säurebildende Lebensmittel reduziert und basenbildende Lebensmittel verstärkt, kann hier Abhilfe schaffen. Achten Sie darauf, Ihre Mahlzeiten gut zu kauen und in Ruhe zu essen, um die Verdauung zu erleichtern. Bei anhaltendem Sodbrennen sollten Sie jedoch unbedingt einen Arzt konsultieren, um ernsthafte Erkrankungen auszuschließen. Die Unterstützung der Leber- und Nierenfunktion ist ebenfalls zentral für die Entsäuerung. Ausreichend Flüssigkeit, eine ausgewogene Ernährung und die Reduktion von Stress können diese wichtigen Entgiftungsorgane entlasten.

Die Umsetzung einer basischen Lebensweise mag zunächst herausfordernd erscheinen, doch mit Geduld und der richtigen Strategie können Sie Ihr Säure-Basen-Gleichgewicht nachhaltig verbessern und Ihre Gesundheit positiv beeinflussen. Beginnen Sie mit kleinen Schritten, finden Sie heraus, was für Sie am besten funktioniert und lassen Sie sich nicht entmutigen, wenn es einmal nicht so läuft wie geplant. Jeder Schritt in Richtung eines ausgeglichenen Säure-Basen-Haushaltes ist ein Gewinn für Ihre Gesundheit und Ihr Wohlbefinden.

Kostenlose Zusatzangebote in Planung

Wir freuen uns, Ihnen künftig ergänzende kostenlose Materialien zu diesem Buch anbieten zu können:

- Ein exklusives Bonuskapitel mit zusätzlichen Inhalten
- Eine kompakte Zusammenfassung des gesamten Buches im PDF-Format
- Eine Hörspiel Version (In Planung)

Die Veröffentlichung dieser Materialien ist für 2025 geplant.

www.SaageBooks.com/de/
uebersaeuerung_bekaempfen-bonus-N68DB9

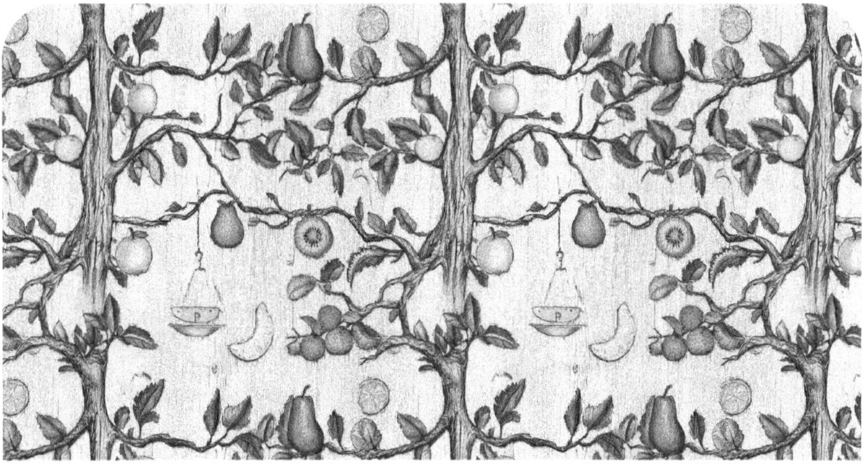

Liebe Leserinnen, liebe Leser,

Wir fühlen uns sehr geehrt, dass Sie sich die Zeit genommen haben, unser Buch von Anfang bis Ende zu lesen. Unser größter Wunsch ist es, Ihnen wertvolle Erkenntnisse und praktische Hilfestellungen mit auf den Weg zu geben. Ihr Vertrauen in unsere Arbeit bedeutet uns sehr viel. Wir hoffen, die Lektüre war für Sie bereichernd. Sollten Sie Fragen oder Anregungen haben, können Sie uns gerne über unsere Website kontaktieren.

Wir würden uns sehr über eine ehrliche Rezension freuen. Sie können Ihre ehrliche Bewertung ganz einfach auf der Verkaufsplattform hinterlassen, über die Sie das Buch erworben haben.
Vielen Dank für Ihre Unterstützung!

Cupido A.I. Saage

Saage Media GmbH - Team

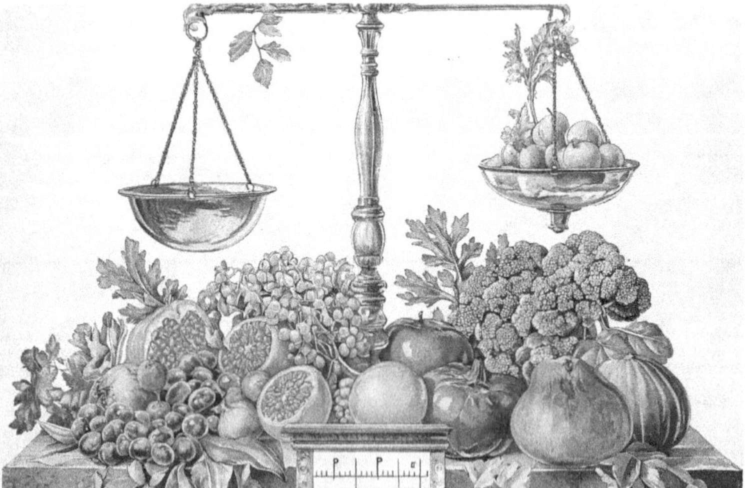

Quellen

Unser aufrichtiger Dank gilt allen Autoren der zitierten wissenschaftlichen und nicht-wissenschaftlichen Quellen, den Betreibern der referenzierten Internetseiten sowie den Urhebern der verwendeten Bilder, Grafiken und Studien, deren wertvolle Arbeiten zur Entstehung dieses Buches beigetragen haben.

Für weitere Informationen empfehlen wir Ihnen, die Quellen-Websites zu besuchen.

Sollten Sie Fehler bei der Zuordnung oder andere Unstimmigkeiten entdecken, kontaktieren Sie uns bitte.

Alle Quellen wurden zuletzt aufgerufen am: 2025-06-11

[s1] - https://pmc.ncbi.nlm.nih.gov/articles/PMC3917353/

Autor:	Pawel Swietach, Richard D Vaughan-Jones, Adrian L Harris, Alzbeta Hulikova	**Titel:**	The chemistry, physiology and pathology of pH in cancer
von:	University of Oxford, Weatherall Institute of Molecular Medicine	**DOI:**	10.1098/rstb.2013.0099
Datum:	2014 Mar 19	**Webseite:**	PubMed Central (PMC)
Publisher:	Philosophical Transactions of the Royal Society B: Biological Sciences		

[s2] - https://pmc.ncbi.nlm.nih.gov/articles/PMC3195546/

Autor:	Gerry K Schwalfenberg	**Titel:**	The Alkaline Diet: Is There Evidence That an Alkaline pH Diet Benefits Health?
von:	University of Alberta	**DOI:**	10.1155/2012/727630
Datum:	2011 Oct 12	**Webseite:**	PubMed Central (PMC)
Publisher:	Journal of Environmental and Public Health		

[s3] - https://pmc.ncbi.nlm.nih.gov/articles/PMC6002221/

Autor:	Sultan Damgaci, Arig Ibrahim-Hashim, Pedro M Enriquez-Navas, Shari Pilon-Thomas, Albert Guvenis, Robert J Gillies	**Titel:**	Hypoxia and acidosis: immune suppressors and therapeutic targets
DOI:	10.1111/imm.12917	**Datum:**	2018 Mar 30
Webseite:	PubMed Central (PMC)	**Publisher:**	Immunology

[s4] - https://pmc.ncbi.nlm.nih.gov/articles/PMC5946302/

Autor:	Lynda Frassetto, Tanushree Banerjee, Neil Powe, Anthony Sebastian	**Titel:**	Acid Balance, Dietary Acid Load, and Bone Effects—A Controversial Subject
von:	University of California, San Francisco	**DOI:**	10.3390/nu10040517
Datum:	2018 Apr 21	**Webseite:**	PubMed Central (PMC)
Publisher:	Nutrients		

[s5] - https://pmc.ncbi.nlm.nih.gov/articles/PMC9482868/

Autor:	I Shaw, K Gregory	**Titel:**	Acid–base balance: a review of normal physiology
von:	Sheffield Teaching Hospitals NHS Trust, University Hospitals of Birmingham NHS Foundation Trust	**DOI:**	10.1016/j.bjae.2022.06.003
Datum:	2022 Aug 18	**Webseite:**	PubMed Central (PMC)
Publisher:	BJA Education		

[s6] - https://pmc.ncbi.nlm.nih.gov/articles/PMC4670772/

Autor:	L Lee Hamm, Nazih Nakhoul, Kathleen S Hering-Smith	**Titel:**	Acid-Base Homeostasis
DOI:	10.2215/CJN.07400715	**Datum:**	2015 Nov 23
Webseite:	PubMed Central (PMC)	**Publisher:**	Clinical Journal of the American Society of Nephrology : CJASN

[s7] - https://pmc.ncbi.nlm.nih.gov/articles/PMC9505863/

Autor:	Vicente Javier Clemente-Suárez, Juan Mielgo-Ayuso, Alexandra Martín-Rodríguez, Domingo Jesús Ramos-Campo, Laura Redondo-Flórez, Jose Francisco Tornero-Aguilera	**Titel:**	The Burden of Carbohydrates in Health and Disease
DOI:	10.3390/nu14183809	**Datum:**	2022 Sep 15
Webseite:	PubMed Central (PMC)	**Publisher:**	Nutrients

[s8] - https://pmc.ncbi.nlm.nih.gov/articles/PMC3946919/

Autor:	Wei Chen, Matthew K Abramowitz	**Titel:**	Treatment of Metabolic Acidosis in Patients With CKD
von:	Albert Einstein College of Medicine	**DOI:**	10.1053/j.ajkd.2013.06.017
Datum:	2013 Aug 7	**Webseite:**	PubMed Central (PMC)
Publisher:	American journal of kidney diseases : the official journal of the National Kidney Foundation		

[s9] - https://pmc.ncbi.nlm.nih.gov/articles/PMC8715222/

Autor:	Hyo Jin Kim, Department of Internal Medicine, Pusan National University School of Medicine, Busan, Republic of Korea, Biomedical Research Institute, Pusan National University Hospital, Busan, Republic of Korea.	**Titel:**	Metabolic Acidosis in Chronic Kidney Disease: Pathogenesis, Clinical Consequences, and Treatment
DOI:	10.5049/EBP.2021.19.2.29	**Datum:**	2021 Dec 23
Webseite:	PubMed Central (PMC)		

[s10] - https://pubmed.ncbi.nlm.nih.gov/14991326/

Autor:	Hjortskov N, Rissén D, Blangsted AK, Fallentin N, Lundberg U, Søgaard K	**Titel:**	The effect of mental stress on heart rate variability and blood pressure during computer work
DOI:	10.1007/s00421-004-1055-z	**Datum:**	2004 Jun
Webseite:	PubMed	**Publisher:**	Eur J Appl Physiol

[s11] - https://pmc.ncbi.nlm.nih.gov/articles/PMC8806009/

Autor:	Soomin Ryu, Lu Fan	**Titel:**	The Relationship Between Financial Worries and Psychological Distress Among U.S. Adults
von:	University of Maryland, University of Georgia	**DOI:**	10.1007/s10834-022-09820-9
Datum:	2022 Feb 1	**Webseite:**	PMC (PubMed Central)
Publisher:	Journal of Family and Economic Issues		

[s12] - https://pmc.ncbi.nlm.nih.gov/articles/PMC2568977/

Autor:	Neil Schneiderman, Gail Ironson, Scott D Siegel	**Titel:**	STRESS AND HEALTH: Psychological, Behavioral, and Biological Determinants
von:	University of Miami	**DOI:**	10.1146/annurev.clinpsy.1.102803.144141
Datum:	2005	**Webseite:**	PMC

[s13] - https://pubmed.ncbi.nlm.nih.gov/19347197/

Autor:	Gasperin D;Netuveli G;Dias-da-Costa JS;Pattussi MP.	**Titel:**	Effect of psychological stress on blood pressure increase: a meta-analysis of cohort studies - PubMed
von:	PubMed	**DOI:**	10.1590/s0102-311x2009000400002
Datum:	2009 Apr	**Webseite:**	PubMed
Publisher:	Cad Saude Publica		

[s14] - https://pmc.ncbi.nlm.nih.gov/articles/PMC4566456/

Autor:	Joseph Pizzorno	**Titel:**	Acidosis: An Old Idea Validated by New Research
Datum:	2015 Feb	**Webseite:**	PubMed Central (PMC)
Publisher:	Integrative Medicine: A Clinician's Journal		

[s15] - https://pmc.ncbi.nlm.nih.gov/articles/PMC10093336/

Autor:	Jessica Vokes, Amy Lovett, Benjamin Sykes	**Titel:**	Equine Gastric Ulcer Syndrome: An Update on Current Knowledge
von:	Equine Veterinary Clinic, School of Veterinary Sciences, Massey University	**DOI:**	10.3390/ani13071261
Datum:	2023 Apr 5	**Webseite:**	PubMed Central (PMC)
Publisher:	MDPI		

[s16] - https://pubmed.ncbi.nlm.nih.gov/20308999/

Autor:	Kraut JA;Madias NE	**Titel:**	Metabolic acidosis: pathophysiology, diagnosis and management
von:	National Center for Biotechnology Information (NCBI)	**DOI:**	10.1038/nrneph.2010.33
Datum:	2010 May	**Webseite:**	PubMed
Publisher:	Nat Rev Nephrol		

[s17] - https://pmc.ncbi.nlm.nih.gov/articles/PMC8549658/

Autor:	James J DiNicolantonio, James O' Keefe	**Titel:**	Low-grade metabolic acidosis as a driver of chronic disease: a 21st century public health crisis
von:	Saint Luke's Mid America Heart Institute	**DOI:**	10.1136/openhrt-2021-001730
Datum:	2021 Oct 26	**Webseite:**	PubMed Central (PMC)
Publisher:	Open Heart		

[s18] - https://pmc.ncbi.nlm.nih.gov/articles/PMC2991191/

Autor:	Jeffrey A Kraut, Nicolaos E Madias	**Titel:**	Consequences and therapy of the metabolic acidosis of chronic kidney disease
DOI:	10.1007/s00467-010-1564-4	**Datum:**	2010 Jun 5
Webseite:	PubMed Central (PMC)		

[s19] - https://pubmed.ncbi.nlm.nih.gov/25491498/

Autor:	Hietavala EM; Stout JR; Hulmi JJ; Suominen H; Pitkänen H; Puurtinen R; Selänne H; Kainulainen H; Mero AA	**Titel:**	Effect of diet composition on acid-base balance in adolescents, young adults and elderly at rest and during exercise
von:	National Center for Biotechnology Information (NCBI)	**DOI:**	10.1038/ejcn.2014.245
Datum:	2015 Mar	**Webseite:**	PubMed
Publisher:	Eur J Clin Nutr		

[s20] - https://pubmed.ncbi.nlm.nih.gov/18042305/

Autor:	Welch AA;Mulligan A;Bingham SA; Khaw KT	**Titel:**	Urine pH is an indicator of dietary acid-base load, fruit and vegetables and meat intakes: results from the European Prospective Investigation into Cancer and Nutrition (EPIC)-Norfolk population study
von:	PubMed	**DOI:**	10.1017/S0007114507862350
Datum:	2008 Jun	**Webseite:**	PubMed
Publisher:	Br J Nutr		

[s21] - https://pmc.ncbi.nlm.nih.gov/articles/PMC2702352/

Autor:	Daniel König, Klaus Muser, Hans-Hermann Dickhuth, Aloys Berg, Peter Deibert	**Titel:**	Effect of a supplement rich in alkaline minerals on acid-base balance in humans
von:	University Hospital Freiburg, Centre for Internal Medicine, Department of Rehabilitation, Prevention and Sports Medicine, Germany	**DOI:**	10.1186/1475-2891-8-23
Datum:	2009 Jun 10	**Webseite:**	PubMed Central (PMC)

[s22] - https://www.ncbi.nlm.nih.gov/pmc/articles/PMC3696567/

Autor:	Natsuko Tokonami, Luciana Morla, Gabriel Centeno, David Mordasini, Suresh Krishna Ramakrishnan, Svetlana Nikolaeva, Carsten A Wagner, Olivier Bonny, Pascal Houillier, Alain Doucet, Dmitri Firsov	**Titel:**	α-Ketoglutarate regulates acid-base balance through an intrarenal paracrine mechanism
von:	National Center for Biotechnology Information (NCBI)	**DOI:**	10.1172/JCI67562
Datum:	2013 Jun 24	**Webseite:**	PubMed Central (PMC)
Publisher:	The Journal of Clinical Investigation		

[s23] - https://pmc.ncbi.nlm.nih.gov/articles/PMC9416819/

Autor:	Jerry Yee, Stan Frinak, Naushaba Mohiuddin, Junior Uduman	**Titel:**	Fundamentals of Arterial Blood Gas Interpretation
von:	Henry Ford Hospital	**DOI:**	10.34067/KID.0008102021
Datum:	2022 Jun 3	**Webseite:**	PubMed Central (PMC)
Publisher:	Kidney360		

[s24] - https://pubmed.ncbi.nlm.nih.gov/36176645/

Autor:	Yee J;Frinak S;Mohiuddin N;Uduman J	**Titel:**	Fundamentals of Arterial Blood Gas Interpretation
DOI:	10.34067/KID.0008102021	**Datum:**	06/03/2022
Webseite:	PubMed	**Publisher:**	Kidney360

[s25] - https://pmc.ncbi.nlm.nih.gov/articles/PMC2936733/

Autor:	Pramod Sood, Gunchan Paul, Sandeep Puri	**Titel:**	Interpretation of arterial blood gas
von:	Dayanand Medical College and Hospital, Ludhiana, Punjab, India	**DOI:**	10.4103/0972-5229.68215
Datum:	2010 Apr-Jun	**Webseite:**	PubMed Central (PMC)
Publisher:	Indian Journal of Critical Care Medicine : Peer-reviewed, Official Publication of Indian Society of Critical Care Medicine		

[s26] - https://pubmed.ncbi.nlm.nih.gov/26388974/

Autor:	Elham Pishbin, Ghazaleh Doostkhah Ahmadi, Hamidreza Reihani	**Titel:**	The correlation between end-tidal carbon dioxide and arterial blood gas parameters in patients evaluated for metabolic acid-base disorders
DOI:	10.14661/2015.1095-1101	**Datum:**	07/20/2015
Webseite:	PubMed	**Publisher:**	Electron Physician

[s27] - https://pmc.ncbi.nlm.nih.gov/articles/PMC3800408/

Autor:	Sharmila Baliga, Sangeeta Muglikar, Rahul Kale	**Titel:**	Salivary pH: A diagnostic biomarker
von:	Department of Periodontology and Implantology, M.A. Rangoonwala College of Dental Sciences and Research Centre, Pune, Maharashtra, India	**DOI:**	10.4103/0972-124X.118317
Datum:	2013 Jul-Aug	**Webseite:**	PubMed Central (PMC)
Publisher:	Journal of Indian Society of Periodontology		

[s28] - https://pmc.ncbi.nlm.nih.gov/articles/PMC7432059/
Autor: Marius Baranauskas, Valerija Jablonskienė, Jonas Algis Abaravičius, Laimutė Samsonienė, Rimantas Stukas
Titel: Dietary Acid-Base Balance in High-Performance Athletes
DOI: 10.3390/ijerph17155332
Datum: 2020 Jul 24
Webseite: PubMed Central (PMC)

[s29] - https://pmc.ncbi.nlm.nih.gov/articles/PMC6315493/
Autor: George Theofilidis, Gregory C Bogdanis, Yiannis Koutedakis, Christina Karatzaferi
Titel: Monitoring Exercise-Induced Muscle Fatigue and Adaptations: Making Sense of Popular or Emerging Indices and Biomarkers
von: University of Thessaly, National and Kapodistrian University of Athens, University of Wolverhampton, Plymouth Marjon University
DOI: 10.3390/sports6040153
Datum: 2018 Nov 26
Webseite: PubMed Central (PMC)
Publisher: MDPI

[s30] - https://pmc.ncbi.nlm.nih.gov/articles/PMC11006742/
Autor: Michiel L A J Wieërs, Beverley Beynon-Cobb, Wesley J Visser, Ilias Attaye
Titel: Dietary acid load in health and disease
DOI: 10.1007/s00424-024-02910-7
Datum: 2024 Jan 29
Webseite: PubMed Central (PMC)
Publisher: Pflugers Archiv

[s31] - https://pmc.ncbi.nlm.nih.gov/articles/PMC5490517/
Autor: Renata Alves Carnauba, Ana Beatriz Baptistella, Valéria Paschoal, Gilberti Helena Hübscher
Titel: Diet-Induced Low-Grade Metabolic Acidosis and Clinical Outcomes: A Review
von: VP Research Institute; Federal University of Santa Maria
DOI: 10.3390/nu9060538
Datum: 2017 May 25
Webseite: PubMed Central (PMC)
Publisher: Nutrients

[s32] - https://pmc.ncbi.nlm.nih.gov/articles/PMC9641522/
Autor: Maximilian A Storz, Alvaro L Ronco, Luciana Hannibal
Titel: Observational and clinical evidence that plant-based nutrition reduces dietary acid load
DOI: 10.1017/jns.2022.93
Datum: 2022 Oct 31
Webseite: PubMed Central (PMC)
Publisher: Journal of Nutritional Science

[s33] - https://pmc.ncbi.nlm.nih.gov/articles/PMC10303227/
Autor: Jesús Enrique Ekmeiro-Salvador, Maximilian Andreas Storz
Titel: The Impact of Plant-Based Diets on Dietary Acid Load Metrics in Venezuela: A Cross-Sectional Study
von: University of Oriente, Anzoátegui, Venezuela; University of Freiburg, Freiburg, Germany
DOI: 10.3390/nu15122745
Datum: 2023 Jun 14
Webseite: PMC (PubMed Central)
Publisher: Nutrients

[s34] - https://pmc.ncbi.nlm.nih.gov/articles/PMC7692146/

Autor:	Tianying Wu, Fang-Chi Hsu, John P Pierce	**Titel:**	Acid-Producing Diet and Depressive Symptoms among Breast Cancer Survivors: A Longitudinal Study
DOI:	10.3390/cancers12113183	**Datum:**	2020 Oct 29
Webseite:	PubMed Central (PMC)	**Publisher:**	Cancers

[s35] - https://pmc.ncbi.nlm.nih.gov/articles/PMC8401674/

Autor:	Annalisa Noce, Giulia Marrone, Georgia Wilson Jones, Manuela Di Lauro, Anna Pietroboni Zaitseva, Linda Ramadori, Roberto Celotto, Anna Paola Mitterhofer, Nicola Di Daniele	**Titel:**	Nutritional Approaches for the Management of Metabolic Acidosis in Chronic Kidney Disease
DOI:	10.3390/nu13082534	**Datum:**	2021 Jul 24
Webseite:	PubMed Central (PMC)		

[s36] - https://pmc.ncbi.nlm.nih.gov/articles/PMC10794351/

Autor:	Nehir Yalcinkaya, Ozkan Isik, Malik Beyleroglu, Dogan Erdogdu, Guner Cicek, Dario Novak	**Titel:**	Effects of 8-week alkaline diet and aerobic exercise on body composition, aerobic performance, and lipid profiles in sedentary women
von:	Sakarya University of Applied Sciences, Balıkesir University, Hitit University, University of Zagreb Faculty of Kinesiology	**DOI:**	10.3389/fnut.2023.1339874
Datum:	2024 Jan 4	**Webseite:**	PMC
Publisher:	Frontiers in Nutrition		

[s37] - https://pmc.ncbi.nlm.nih.gov/articles/PMC9716591/

Autor:	David Francis Naude	**Titel:**	Chronic Sub-Clinical Systemic Metabolic Acidosis – A Review with Implications for Clinical Practice
von:	Irma Schutte Foundation, Drummond, South Africa	**DOI:**	10.1177/2515690X221142352
Datum:	2022 Nov 29	**Webseite:**	PMC
Publisher:	Journal of Evidence-based Integrative Medicine		

[s38] - https://pmc.ncbi.nlm.nih.gov/articles/PMC5946297/

Autor:	Roswitha Siener	**Titel:**	Dietary Treatment of Metabolic Acidosis in Chronic Kidney Disease
von:	University of Bonn	**DOI:**	10.3390/nu10040512
Datum:	2018 Apr 20	**Webseite:**	PubMed Central (PMC)
Publisher:	Nutrients		

[s39] - https://pmc.ncbi.nlm.nih.gov/articles/PMC9362525/

Titel:	58th EASD Annual Meeting of the European Association for the Study of Diabetes: Stockholm, Sweden, 19 - 23 September 2022	**von:**	National Center for Biotechnology Information (NCBI)
DOI:	10.1007/s00125-022-05755-w	**Datum:**	2022 Aug 3
Webseite:	PubMed Central (PMC)	**Publisher:**	Diabetologia

[s40] - https://pmc.ncbi.nlm.nih.gov/articles/PMC3505409/

Autor:	Benjamin Gardner, Phillippa Lally, Jane Wardle	**Titel:**	Making health habitual: the psychology of 'habit-formation' and general practice
von:	University College London	**DOI:**	10.3399/bjgp12X659466
Datum:	2012 Dec	**Webseite:**	PubMed Central (PMC)
Publisher:	The British Journal of General Practice		

[s41] - https://www.niddk.nih.gov/health-information/diet-nutrition/changing-habits-better-health

Titel:	Changing Your Habits for Better Health - NIDDK	**von:**	National Institute of Diabetes and Digestive and Kidney Diseases (NIDDK)
Datum:	2024-12-30	**Webseite:**	NIDDK
Publisher:	NIDDK - National Institute of Diabetes and Digestive and Kidney Diseases		

[s42] - https://pmc.ncbi.nlm.nih.gov/articles/PMC7457058/

Autor:	Josiemer Mattei, Charmaine Alfonso	**Titel:**	Strategies for Healthy Eating Promotion and Behavioral Change Perceived as Effective by Nutrition Professionals: A Mixed-Methods Study
DOI:	10.3389/fnut.2020.00114	**Datum:**	2020 Aug 14
Webseite:	PubMed Central (PMC)	**Publisher:**	Frontiers in Nutrition

[s43] - https://pmc.ncbi.nlm.nih.gov/articles/PMC4681911/

Autor:	Yesim Bakar, Hakkı Coknaz, Ümid Karlı, Önder Semsek, Erdinc Serın, Ö mer Osman Pala	**Titel:**	Effect of manual lymph drainage on removal of blood lactate after submaximal exercise
DOI:	10.1589/jpts.27.3387	**Datum:**	2015 Nov 30
Webseite:	PubMed Central (PMC)	**Publisher:**	Journal of Physical Therapy Science

[s44] - https://pmc.ncbi.nlm.nih.gov/articles/PMC8761194/

Autor:	Joanne DiFrancisco-Donoghue, Thomas Chan, Alexandra S Jensen, James E B Docherty, Rebecca Grohman, Sheldon C Yao	**Titel:**	The Effect of Pedal Pump Lymphatic Technique Versus Passive Recovery Following Maximal Exercise: A Randomized Cross-Over Trial
von:	New York Institute of Technology College of Osteopathic Medicine (NYIT-COM)	**DOI:**	10.1186/s40798-021-00402-x
Datum:	2022 Jan 15	**Webseite:**	PubMed Central (PMC)
Publisher:	Sports Medicine - Open		

[s45] - https://my.clevelandclinic.org/health/diseases/24860-hyperventilation-syndrome

Titel:	Hyperventilation Syndrome: Symptoms, Causes & Treatment	**von:**	Cleveland Clinic
Webseite:	Cleveland Clinic		

[s46] - https://pmc.ncbi.nlm.nih.gov/articles/PMC6137615/

Autor:	Andrea Zaccaro, Andrea Piarulli, Marco Laurino, Erika Garbella, Danilo Menicucci, Bruno Neri, Angelo Gemignani	**Titel:**	How Breath-Control Can Change Your Life: A Systematic Review on Psycho-Physiological Correlates of Slow Breathing
von:	University of Pisa	**DOI:**	10.3389/fnhum.2018.00353
Datum:	2018 Sep 7	**Webseite:**	PubMed Central (PMC)
Publisher:	Frontiers in Human Neuroscience		

[s47] - https://pmc.ncbi.nlm.nih.gov/articles/PMC10224217/

Autor:	Gian Mario Migliaccio, Luca Russo, Mike Maric, Johnny Padulo	**Titel:**	Sports Performance and Breathing Rate: What Is the Connection? A Narrative Review on Breathing Strategies
von:	National Center for Biotechnology Information (NCBI)	**DOI:**	10.3390/sports11050103
Datum:	2023 May 10	**Webseite:**	PubMed Central (PMC)
Publisher:	MDPI		

[s48] - https://pmc.ncbi.nlm.nih.gov/articles/PMC8475909/

Autor:	Shaheja S Bandealy, Nima C Sheth, Samantha K Matuella, Jeremy R Chaikind, Isabelle A Oliva, Samantha R Philip, Paul M Jones, Elizabeth A Hoge	**Titel:**	Mind-Body Interventions for Anxiety Disorders: A Review of the Evidence Base for Mental Health Practitioners
von:	MedStar Georgetown University Hospital, Georgetown University School of Medicine	**DOI:**	10.1176/appi.focus.20200042
Datum:	2021 Jun 17	**Webseite:**	PMC (PubMed Central)
Publisher:	Focus: Journal of Life Long Learning in Psychiatry		

[s49] - https://pmc.ncbi.nlm.nih.gov/articles/PMC7602530/

Autor:	Hidetaka Hamasaki	**Titel:**	Effects of Diaphragmatic Breathing on Health: A Narrative Review
DOI:	10.3390/medicines7100065	**Datum:**	2020 Oct 15
Webseite:	PubMed Central (PMC)	**Publisher:**	Medicines

[s50] - https://www.ncbi.nlm.nih.gov/pmc/articles/PMC9716591/

Autor:	David Francis Naude	**Titel:**	Chronic Sub-Clinical Systemic Metabolic Acidosis – A Review with Implications for Clinical Practice
von:	Irma Schutte Foundation, Drummond, South Africa	**DOI:**	10.1177/2515690X221142352
Datum:	2022 Nov 29	**Webseite:**	PubMed Central (PMC)
Publisher:	Journal of Evidence-based Integrative Medicine		

[s51] - https://pmc.ncbi.nlm.nih.gov/articles/PMC8712653/

Autor:	Jacopo Ciaffi, Dmitri Mitselman, Luana Mancarella, Veronica Brusi, Lucia Lisi, Piero Ruscitti, Paola Cipriani, Riccardo Meliconi, Roberto Giacomelli, Claudio Borghi, Francesco Ursini	**Titel:**	The Effect of Ketogenic Diet on Inflammatory Arthritis and Cardiovascular Health in Rheumatic Conditions: A Mini Review
von:	National Center for Biotechnology Information (NCBI)	**DOI:**	10.3389/fmed.2021.792846
Datum:	2021 Dec 14	**Webseite:**	PMC (PubMed Central)
Publisher:	Frontiers in Medicine		

[s52] - https://pmc.ncbi.nlm.nih.gov/articles/PMC10994428/

Autor:	Yong Wu, Shuwen Pang, Jing Guo, Jie Yang, Rui Ou	**Titel:**	Assessment of the efficacy of alkaline water in conjunction with conventional medication for the treatment of chronic gouty arthritis: A randomized controlled study
von:	Guangdong Provincial Hydroelectric Hospital, Guangzhou University of Chinese Medicine, General Hospital of the Southern Theater Command, People's Liberation Army	**DOI:**	10.1097/MD.0000000000037589
Datum:	2024 Apr 5	**Webseite:**	PMC

[s53] - https://pmc.ncbi.nlm.nih.gov/articles/PMC5664031/

Autor:	Susan J Hewlings, Douglas S Kalman	**Titel:**	Curcumin: A Review of Its' Effects on Human Health
DOI:	10.3390/foods6100092	**Datum:**	2017 Oct 22
Webseite:	PubMed Central (PMC)		

[s54] - https://pubmed.ncbi.nlm.nih.gov/38579090/

Autor:	Wu Y, Pang S, Guo J, Yang J, Ou R	**Titel:**	Assessment of the efficacy of alkaline water in conjunction with conventional medication for the treatment of chronic gouty arthritis: A randomized controlled study
DOI:	10.1097/MD.0000000000037589	**Datum:**	04/05/2024
Webseite:	PubMed	**Publisher:**	Medicine (Baltimore)

[s55] - https://pmc.ncbi.nlm.nih.gov/articles/PMC9821000/

Autor:	Danuta Nowicka, Karolina Chilicka, Iwona Dzieńdziora-Urbińska, Renata Szyguła	**Titel:**	Skincare in Rosacea from the Cosmetologist's Perspective: A Narrative Review
von:	Wrocław Medical University, University of Opole	**DOI:**	10.3390/jcm12010115
Datum:	2022 Dec 23	**Webseite:**	PMC (PubMed Central)
Publisher:	MDPI		

[s56] - https://pmc.ncbi.nlm.nih.gov/articles/PMC4470210/

Autor:	David J Panther, Sharon E Jacob	**Titel:**	The Importance of Acidification in Atopic Eczema: An Underexplored Avenue for Treatment
von:	Loma Linda University	**DOI:**	10.3390/jcm4050970
Datum:	2015 May 18	**Webseite:**	PubMed Central (PMC)
Publisher:	MDPI		

[s57] - https://dpuhospital.com/blog/what-is-the-role-of-acid-in-our-stomach/

Autor:	Super User	**Titel:**	What Is the Role of Acid in Our Stomach I DPU Hospital
von:	DPU Hospital	**Webseite:**	DPU Hospital

[s58] - https://thesurgicalclinics.com/gerd-diet-foods/

Titel:	GERD Diet: Foods to Avoid and Foods that Help I The Surgical Clinic	**von:**	The Surgical Clinic
Webseite:	thesurgicalclinics.com		

[s59] - https://www.gerdhelp.com/blog/gerd-diet-the-best-foods-for-controlling-reflux/

Autor:	Andrea Millers	**Titel:**	Foods That Help Acid Reflux
von:	GERDHelp.com	**Datum:**	2020-03-18
Webseite:	GERDHelp.com		

[s60] - https://www.healthline.com/nutrition/vitamins-for-acid-reflux

Autor:	Rachael Ajmera, MS, RD	**Titel:**	6 Vitamins and Supplements for Acid Reflux
von:	Healthline Media	**Datum:**	2021-02-10T06:00:00Z
Webseite:	Healthline	**Publisher:**	Healthline

[s61] - https://pmc.ncbi.nlm.nih.gov/articles/PMC8966100/

Autor:	Vandana Garg, Prashant Narang, Ritu Taneja	**Titel:**	Antacids revisited: review on contemporary facts and relevance for self-management
von:	GSK Consumer Healthcare Pte Ltd.	**DOI:**	10.1177/03000605221086457
Datum:	2022 Mar 28	**Webseite:**	PubMed Central (PMC)
Publisher:	The Journal of International Medical Research		

[s62] - https://pmc.ncbi.nlm.nih.gov/articles/PMC4303825/

Autor:	Michael A Conlon, Anthony R Bird	**Titel:**	The Impact of Diet and Lifestyle on Gut Microbiota and Human Health
von:	CSIRO Food and Nutrition Flagship	**DOI:**	10.3390/nu7010017
Datum:	2014 Dec 24	**Webseite:**	PubMed Central (PMC)
Publisher:	Nutrients		

[s63] - https://pmc.ncbi.nlm.nih.gov/articles/PMC6352572/

Autor:	Yoshinori Tanaka, Yasuhiro Saihara, Kyoko Izumotani, Hajime Nakamura	**Titel:**	Daily ingestion of alkaline electrolyzed water containing hydrogen influences human health, including gastrointestinal symptoms
von:	Appliances Company, Panasonic Corporation, Shiga, Japan; Osaka Municipal Health Promotion Center, Osaka, Japan; Osaka City University, Graduate School of Medicine, Osaka, Japan	**DOI:**	10.4103/2045-9912.248267
Datum:	2019 Jan 9	**Webseite:**	PubMed Central (PMC)
Publisher:	Medical Gas Research		

Bild-Quellen

Die nicht aufgelisteten Bilder stammen entweder aus eigener Erstellung oder wurden mit entsprechender Lizenz erworben. Für diese Bilder sind alle Rechte vorbehalten.

Für alle anderen, hier aufgelisteten Bilder gilt:
Keines der Bilder wurde verändert, lediglich die Auflösung wurde angepasst. In der eBook-Version wurden die Bilder zu nummerierten Collagen zusammengestellt. Alle Bilder unterliegen weiterhin ihrer ursprünglichen Lizenz und werden gemäß ihrer jeweiligen Lizenzbestimmungen verwendet. Sollten Sie Fehler bei der Zuordnung oder andere Unstimmigkeiten entdecken, kontaktieren Sie uns bitte.

Datum der finalen Bildprüfung: 2025-06-11.

Verwendete Lizenz

CC0 http://creativecommons.org/publicdomain/zero/1.0/deed.en

Bildnachweise

[i1] - 001_001_001_image_transportprotein.jpeg
https://upload.wikimedia.org/wikipedia/commons/b/b0/PBB_Protein_APOA1_image.jpg

Date:	30 October 2007	**von:**	File Upload Bot (Magnus Manske)
Künstler:	ProteinBoxBot	**License:**	Public domain

[i2] - 001_001_001_image_bikarbonat.jpeg
https://upload.wikimedia.org/wikipedia/commons/d/db/Sodium_bicarbonate_CN_brightened.png

Date:	2010-04-08	**von:**	Kittycataclysm
Künstler:	Tszrkx	**License:**	CC0

[i3] - 001_001_002_image_makrophage.jpeg
https://upload.wikimedia.org/wikipedia/commons/7/74/Hemophagocytosis_1.jpg

Date:	2009-06-06	**von:**	Koenjo~commonswiki
Künstler:	Koenjo	**License:**	Public domain

[i4] - 001_001_002_image_osteoblast.jpeg
https://upload.wikimedia.org/wikipedia/commons/b/b8/Gray81.png

Date:	before	**von:**	File Upload Bot (Magnus Manske)
Künstler:	Henry Vandyke Carter	**License:**	Public domain

[i5] - 001_001_002_image_osteoklast.jpeg
https://upload.wikimedia.org/wikipedia/commons/1/1a/Osteoclast.jpg

Date:	17 October 2006	**von:**	File Upload Bot (Magnus Manske)
Künstler:	Robert M. Hunt	**License:**	Public domain

[i6] - 001_001_002_image_osteoporose.jpeg
https://upload.wikimedia.org/wikipedia/commons/1/1d/ISS-43_Samantha_Cristoforetti_with_the_Osteo-4_experiment.jpg

Date:	2015-04-19	**von:**	Ras67
Künstler:	NASA	**License:**	Public domain

[i7] - 001_001_002_image_tzelle.jpeg
https://upload.wikimedia.org/wikipedia/commons/6/62/Healthy_Human_T_Cell.jpg

Date:	2010-05-24	**von:**	ArturoJuárezFlores
Künstler:	NIAID/NIH	**License:**	Public domain

[i8] - 001_001_002_image_neutrophiler_granulozyt.jpeg
https://upload.wikimedia.org/wikipedia/commons/f/f8/Neutrophil.jpg

Date:	2005-10-30	**von:**	Tleonardi
Künstler:	Tommaso Leonardi	**License:**	Public domain

[i9] - 001_002_001_image_supplemente.jpeg
https://upload.wikimedia.org/wikipedia/commons/1/18/RECALLED_-_Various_dietary_supplements_%2825353760234%29.jpg

Date:	2016-03-22	**von:**	Vanished Account Byeznhpyxeuztibuo
Künstler:	The U.S. Food and Drug Administration	**License:**	Public domain

[i10] - 001_002_002_image_blutdruck.jpeg
https://upload.wikimedia.org/wikipedia/commons/7/74/High_diastolic_blood_pressure_measurement_of_a_person_who_stood_up_after_waking_up.jpg

Date:	2024-04-05	**von:**	YitzhakNat
License:	CC0		

[i11] - 001_002_002_image_yoga.jpeg
https://upload.wikimedia.org/wikipedia/commons/a/ac/Yoga_Room_-_19_RAW-Export_%28Sergej_Majboroda_via_Poly_Haven%29.png

Date:	08.3.2023	**von:**	PantheraLeo1359531
Künstler:	https://polyhaven.com/all?a=Sergej%20Majboroda	**License:**	CC0

[i12] - 001_002_003_image_medikamente.jpeg
https://upload.wikimedia.org/wikipedia/commons/5/5f/Ila%C3%A7_dolu_sepet.jpg

Date:	15 May 2022	**von:**	İmmortalance
License:	CC0		

[i13] - 001_002_003_image_pestizide.jpeg
https://upload.wikimedia.org/wikipedia/commons/5/5e/Cropduster_spraying_pesticides.jpg

Date:	2008-04-10	**von:**	Svens Welt
Künstler:	USDA Photo by: Charles O'Rear	**License:**	Public domain

[i14] - 001_003_001_image_koliken.jpeg
https://upload.wikimedia.org/wikipedia/commons/b/bf/C%C3%B3lico.jpg

Date:	2017-09-22	**von:**	JOAN
Künstler:	https://pixabay.com/en/users/derneuemann-6406309/	**License:**	CC0

[i15] - 001_003_002_image_albumin.jpeg
https://upload.wikimedia.org/wikipedia/commons/6/6c/ALB_structure.png

Date:	2006-04-01	**von:**	Lmbuga
Künstler:	Borislav Mitev - borislav_mitev@ hotmail.com	**License:**	Public domain

[i16] - 001_003_002_image_niere.jpeg
https://upload.wikimedia.org/wikipedia/commons/e/e9/Kidney_anatomy_model.jpg

Date:	2024-01-25	**von:**	Rayhana Alhour
License:	CC0		

[i17] - 001_003_002_image_calciumoxalatkristall.jpeg
https://upload.wikimedia.org/wikipedia/commons/4/4a/Histopathology_of_a_breast_cyst_with_calcium_oxalate_crystals.jpg

Date:	2023-11-10	**von:**	Mikael Häggström
License:	CC0		

[i18] - 002_001_001_image_gemuese.jpeg
https://upload.wikimedia.org/wikipedia/commons/9/97/Child_working_selling_vegetables_in_downtown_Maracaibo.jpg

Date:	2013-03-16	**von:**	Wilfredor
License:	CC0		

[i19] - 002_001_001_image_obst.jpeg
https://upload.wikimedia.org/wikipedia/commons/e/e0/Citrus_fruits.jpg

Date:	2005-01-15	**von:**	MarkSweep
Künstler:	Scott Bauer, USDA	**License:**	Public domain

[i20] - 002_001_001_image_phwert.jpeg
https://upload.wikimedia.org/wikipedia/commons/f/f9/Indicateurs_color%C3%A9s_de_pH.jpg

Date:	3 June 2007	**von:**	Sébastien Bruneau
License:	Public domain		

[i21] - 002_002_001_image_bindegewebe.jpeg
https://upload.wikimedia.org/wikipedia/commons/9/9d/Connective_Tissue_White_Fibrous_Connective_%2827986734918%29.jpg

Date:	2018-03-26	**von:**	Meisam
Künstler:	Berkshire Community College Bioscience Image Library	**License:**	CC0

[i22] - 002_002_003_image_kalium.jpeg
https://upload.wikimedia.org/wikipedia/commons/6/63/Potassium_iodide.jpg

Date:	2005-06-12	**von:**	Walkerma
License:	Public domain		

[i23] - 002_003_001_image_anamnese.jpeg
https://upload.wikimedia.org/wikipedia/commons/2/2f/Detainee_Medical_Care_DVIDS300714.jpg

Date:	Taken	**von:**	Fae
Künstler:	Tech. Sgt. Michael Holzworth	**License:**	Public domain

[i24] - 002_003_001_image_magnesiumsupplementation.jpeg
https://upload.wikimedia.org/wikipedia/commons/5/55/Magnesium_glycinate_supplement_Australia.jpg

Date:	2025-03-31	**von:**	Vack Xu
License:	CC0		

[i25] - 002_003_002_image_traditionelle_chinesische_medizin.jpeg
https://upload.wikimedia.org/wikipedia/commons/a/af/Traditional_Chinese_medicine_in_Xi%27an_market.jpg

Date:	2006-10	**von:**	Vberger~commonswiki
Künstler:	Vberger	**License:**	Public domain

[i26] - 003_002_001_image_blumenkohl.jpeg
https://upload.wikimedia.org/wikipedia/commons/e/e8/Blumenkohl_farbig_%28Brassica_oleracea%29_1.jpg

Date:	2025-01-01	**von:**	Sciencia58
License:	CC0		

[i27] - 003_002_001_image_brokkoli.jpeg
https://upload.wikimedia.org/wikipedia/commons/4/4f/Basket_of_broccoli_in_Singapore_market.jpg

Date:	2009-09-05	**von:**	File Upload Bot (Magnus Manske)
Künstler:	David	**License:**	Public domain

[i28] - 003_002_001_image_gruenkohl.jpeg
https://upload.wikimedia.org/wikipedia/commons/3/31/Kale%2C_photo_from_The_Encyclopedia_of_Food_by_Artemas_Ward.jpg

Date:	1923	**von:**	Katielemur
Künstler:	Artemas Ward	**License:**	Public domain

[i29] - 003_002_001_image_karotten.jpeg
https://upload.wikimedia.org/wikipedia/commons/3/32/Carrots_of_many_colors.jpg

Date:	2000s	**von:**	Falcorian
Künstler:	Stephen Ausmus	**License:**	Public domain

[i30] - 003_002_001_image_rote_bete.jpeg
https://upload.wikimedia.org/wikipedia/commons/2/21/Beets-Bundle.jpg

Date:	2011-07-27	**von:**	Evan-Amos
License:	CC0		

[i31] - 003_002_001_image_spinat.jpeg
https://upload.wikimedia.org/wikipedia/commons/4/4d/Spinach_Goma-ae_001.jpg

Date:	2021-08-29	**von:**	Ocdp
License:	CC0		

[i32] - 003_002_002_image_bicarbonat.jpeg
https://upload.wikimedia.org/wikipedia/commons/4/43/Bicarbonate-ion-3D-vdW.png

Date:	2019-12-16	**von:**	Cyclone in the world
Künstler:	Hoa112008	**License:**	Public domain

[i33] - 003_002_003_image_kurkuma.jpeg
https://upload.wikimedia.org/wikipedia/commons/8/8c/Turmeric_Powder.jpg

Date:	2019-04-12	**von:**	Jsignor
Künstler:	Marina Pershina	**License:**	CC0

[i34] - 003_002_003_image_basilikum.jpeg
https://upload.wikimedia.org/wikipedia/commons/b/b7/Sweet_basil_leaves.jpg

Date:	17 August 2023	**von:**	TheTechnician27
License:	CC0		

[i35] - 003_002_003_image_brennnessel.jpeg
https://upload.wikimedia.org/wikipedia/commons/b/b3/Stinging_Nettle_%28Urtica_dioica%29_%2848490298857%29.jpg

Date:	Taken	**von:**	OptimusPrimeBot
Künstler:	GlacierNPS	**License:**	Public domain

[i36] - 003_002_003_image_rosmarin.jpeg
https://upload.wikimedia.org/wikipedia/commons/f/fa/Rosemary_for_sale.jpg

Date:	2014-01-05	**von:**	Embedded Data Bot
Künstler:	Jeffery Martin	**License:**	CC0

[i37] - 003_003_001_image_mineralstoffe.jpeg
https://upload.wikimedia.org/wikipedia/commons/0/05/Minerals_inside_the_Geological_Museum%2C_Tsukuba_3.jpg

Date:	10 February 2024	**von:**	Syced
License:	CC0		

[i38] - 003_003_001_image_quinoa.jpeg
https://upload.wikimedia.org/wikipedia/commons/1/16/Bolivian_tricolor_quinoa_%282%29.jpg

Date:	2024-04-09	**von:**	Fumikas Sagisavas
License:	CC0		

[i39] - 003_003_001_image_sprossen.jpeg
https://upload.wikimedia.org/wikipedia/commons/8/81/Grain_sprouts_in_snow%2C_Ehrenbach.jpg

Date:	2025-01-14	**von:**	Gerda Arendt
License:	CC0		

[i40] - 003_003_001_image_n3fettsaeuren.jpeg
https://upload.wikimedia.org/wikipedia/commons/d/d7/Equazen_complement_diet%C3%A8tic.jpg

Date:	2022-11-29	**von:**	Lauramontserrat
License:	CC0		

[i41] - 003_003_002_image_hirse.jpeg
https://upload.wikimedia.org/wikipedia/commons/5/5b/Millet-1697117_1920.jpg

Date:	2016-09-25	**von:**	Raresvent
Künstler:	https://pixabay.com/users/couleur-1195798/	**License:**	CC0

[i42] - 003_003_002_image_agavendicksaft.jpeg
https://upload.wikimedia.org/wikipedia/commons/3/38/Tequila_sour.jpg

Date:	2009-07-16	**von:**	Jennight
License:	Public domain		

[i43] - 003_003_003_image_gemueseverzehr.jpeg
https://upload.wikimedia.org/wikipedia/commons/3/35/ISS-54_Veggie-03_with_lettuce_plants.jpg

Date:	Taken	**von:**	Ras67
Künstler:	NASA	**License:**	Public domain

[i44] - 004_001_001_image_laktat.jpeg
https://upload.wikimedia.org/wikipedia/commons/f/f2/L-%28-%29-ethyl-lactate-3D-balls.png

Date:	2010-11-06	**von:**	Jynto
License:	Public domain		

[i45] - 004_001_001_image_mitochondrien.jpeg
https://upload.wikimedia.org/wikipedia/commons/0/0c/Mitochondria%2C_mammalian_lung_-_TEM.jpg

Date:	2008-05-16	**von:**	Vojtech Dostal
Künstler:	Louisa Howard	**License:**	Public domain

[i46] - 004_001_002_image_metaboliten.jpeg
https://upload.wikimedia.org/wikipedia/commons/5/5a/AM-404.png

Date:	2025-01-16	**von:**	Mplanine
License:	CC0		

[i47] - 004_001_002_image_lymphe.jpeg
https://upload.wikimedia.org/wikipedia/commons/8/8c/Lymph_Abscess.jpg

Date:	2015-08-13	**von:**	Ooligan
Künstler:	National Institutes of Health (NIH)	**License:**	Public domain

[i48] - 004_001_003_image_pilates.jpeg
https://upload.wikimedia.org/wikipedia/commons/9/91/Pilates_01.jpg

Date:	2008-02	**von:**	ISED
Künstler:	J. Vflchez	**License:**	Public domain

[i49] - 004_002_002_image_achtsamkeitsmeditation.jpeg
https://upload.wikimedia.org/wikipedia/commons/9/98/Sukhesikarama_Mindful_Forest_Meditation_Center.jpg

Date:	2024-02-15	**von:**	Cun Cun
License:	CC0		

[i50] - 004_002_003_image_stress.jpeg
https://upload.wikimedia.org/wikipedia/commons/6/62/Canva_-_Woman_Feeling_Emotional_Stress.jpg

Date:	2016-07-04	**von:**	Carovinc2
Künstler:	MismibaTinasheMadando	**License:**	CC0

[i51] - 004_002_003_image_zwerchfellatmung.jpeg
https://upload.wikimedia.org/wikipedia/commons/6/67/Paul_Von_Boeckman_advert.png

Date:	1913	**von:**	Veg Historian
Künstler:	AnonymousUnknown author	**License:**	Public domain

[i52] - 004_003_003_image_infrarotkabine.jpeg
https://upload.wikimedia.org/wikipedia/commons/a/a3/Infraszauna_001.jpg

Date:	18 October 2005	**von:**	Serinde
License:	Public domain		

[i53] - 005_001_001_image_arthrose.jpeg
https://upload.wikimedia.org/wikipedia/commons/1/11/Trapeziometacarpal_osteoarthritis_with_subluxation.jpg

Date:	2017-04-12	**von:**	Mikael Häggström
License:	CC0		

[i54] - 005_001_001_image_zytokine.jpeg
https://upload.wikimedia.org/wikipedia/commons/d/d2/Interleukin_16.png

Date:	12 July 2007	**von:**	Lijealso
License:	Public domain		

[i55] - 005_001_001_image_rheumatoide_arthritis.jpeg
https://upload.wikimedia.org/wikipedia/commons/2/21/Severely_deformed_hands_from_Rheumatoid_Arthritis.jpg

Date:	2017-11-03	**von:**	Dr. Gannavarpu Narasimhamurthi
License:	CC0		

[i56] - 005_001_002_image_gicht.jpeg
https://upload.wikimedia.org/wikipedia/commons/2/2a/Gout_01a.png

Date:	3 August 2013	**von:**	Mediciman90
License:	CC0		

[i57] - 005_001_002_image_basische_mineralien.jpeg
https://upload.wikimedia.org/wikipedia/commons/d/d6/AERIAL_VIEW_OF_THE_POND_WHEN_CLEANUP_OPERATIONS_WERE_HALF_FINISHED._THE_WHITE_AREAS_ARE_ALKALINE._IN_THE_BACKGROUND..._-_NARA_-_555863.jpg

Date:	April	**von:**	US National Archives bot
Künstler:	Bruce McAllister	**License:**	Public domain

[i58] - 005_002_001_image_titandioxid.jpeg
https://upload.wikimedia.org/wikipedia/commons/a/a5/Titanium%28IV%29_oxide.jpg

Date:	19 January 2005	**von:**	Alnokta
Künstler:	Walkerma	**License:**	Public domain

[i59] - 005_002_001_image_zinkoxid.jpeg
https://upload.wikimedia.org/wikipedia/commons/1/13/Zinc_oxide.jpg

Date:	2005-06	**von:**	Walkerma
License:	Public domain		

[i60] - 005_003_001_image_magen.jpeg
https://upload.wikimedia.org/wikipedia/commons/b/b6/Stomach_pain.jpg

Date:	2010-12-07	**von:**	Robystarm07
License:	CC0		

[i61] - 005_003_001_image_salzsaeure.jpeg
https://upload.wikimedia.org/wikipedia/commons/9/9e/Hydrochloric_acid_03.jpg

Date:	18 March 2005	**von:**	File Upload Bot (Magnus Manske)
Künstler:	Walkerma	**License:**	Public domain

[i62] - 005_003_002_image_butyrat.jpeg
https://upload.wikimedia.org/wikipedia/commons/8/84/Butyric-acid-3D-vdW.png

Date:	2007-07-29	**von:**	Benjah-bmm27
Künstler:	Ben Mills	**License:**	Public domain

[i63] - 005_003_002_image_darmflora.jpeg
https://upload.wikimedia.org/wikipedia/commons/6/6c/Bacteroides_biacutis_01.jpg

Date:	2007-03-29	**von:**	Angusmclellan
Künstler:	US gov	**License:**	Public domain

[i64] - 005_003_002_image_toxin.jpeg
https://upload.wikimedia.org/wikipedia/commons/e/e6/Bt_toxin.jpg

Date:	5 July 2004	**von:**	File Upload Bot (Magnus Manske)
Künstler:	Uninc	**License:**	Public domain

[i65] - 005_003_003_image_ammoniumion.jpeg
https://upload.wikimedia.org/wikipedia/commons/d/d2/Ammonium-3D-vdW.png

Date:	2006-12-28	**von:**	Benjah-bmm27
License:	Public domain		

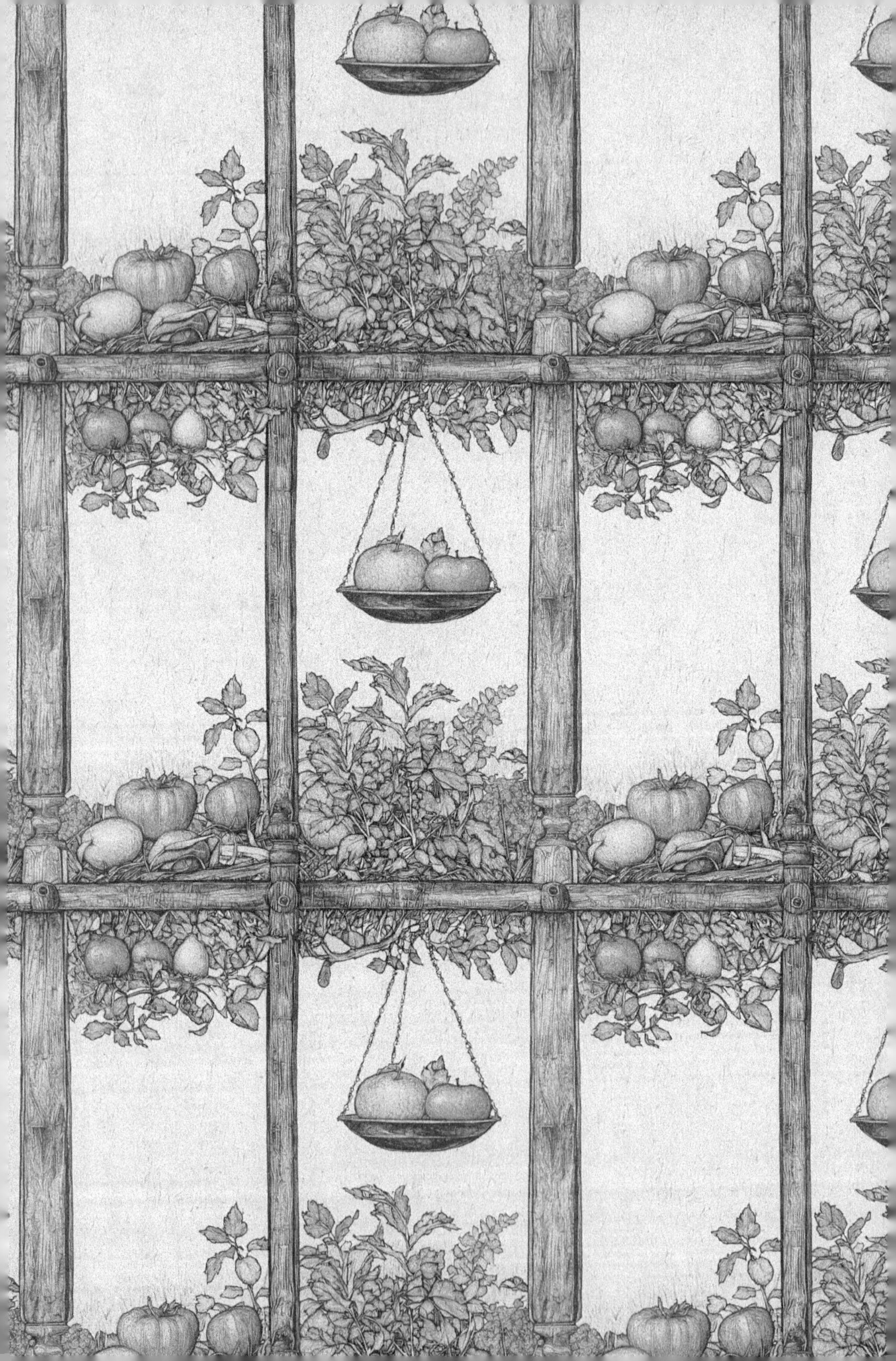

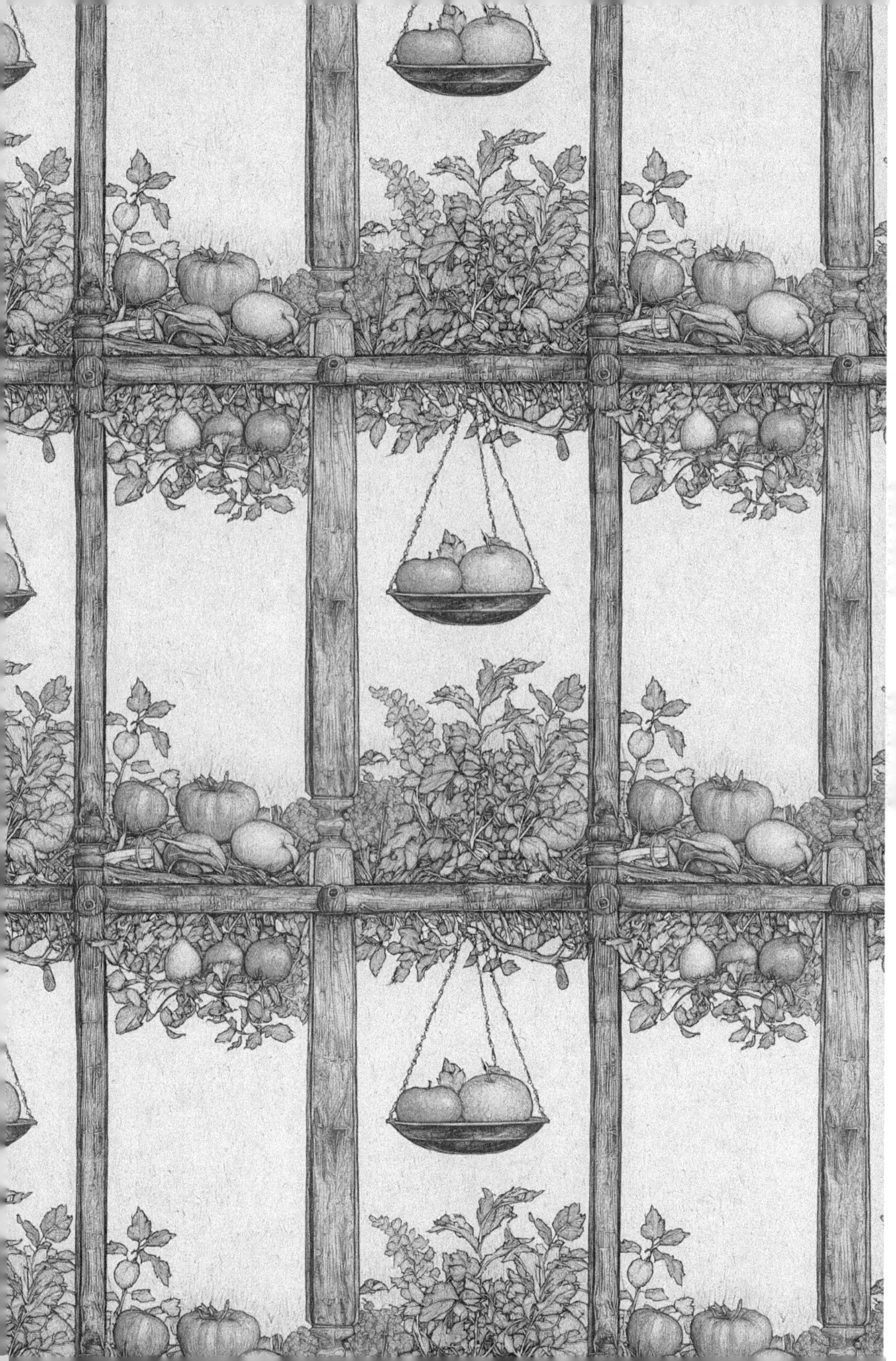

www.ingramcontent.com/pod-product-compliance
Lightning Source LLC
LaVergne TN
LVHW050659051026
849532LV00002B/690
* 9 7 8 3 6 9 1 4 1 1 8 3 6 *